LAS POSIBLES CAUSAS DEL 'INEVITABLE' RUMBO DE LA E.L.A. EN EL DEPORTE

TOM LIPS
2011-2023

Dedicado...

A mi hermano Alfredo,
y a todos los que padecieron o padecemos alguna
enfermedad grave.

ÍNDICE

A TENER EN CUENTA:

APROXIMACIÓN DE ESTUDIO SOBRE LAS POSIBLES CAUSAS DE LA ESCLEROSIS LATERAL AMIOTRÓFICA (ELA): CENTRADO EN LA PRÁCTICA DEL DEPORTE DE UN MODO PROFESIONAL (O NO).

ACTUALMENTE HAY ESTUDIOS QUE YA ADVIERTEN QUE EN EL DEPORTE PROFESIONAL HAY UNA PREVALECENCIA NOTABLE EN CUANTO A CASOS DIAGNOSTICADOS DE E.L.A. EN DEPORTISTAS, DICHO DIAGNÓSTICO SUELE SER AÑOS DESPUÉS (SOBRE TODO EN SU MADUREZ). ESTO ES LO QUE SE SABE, PERO SE DESCONOCE EL PORQUÉ (LAS CAUSAS) POR LAS QUE PADECEN UN ALTO NÚMERO DE DEPORTISTAS ESCLEROSIS LATERAL AMIOTRÓFICA.

EN ESTE LIBRO VOY A PROCURAR DAR RESPUESTA O, POR LO MENOS, MOSTRAR EL CAMINO PARA QUE LOS ESTUDIOSOS DE ESTE TEMA PUEDAN INVESTIGAR Y ASÍ SE LOGRE DEMOSTRAR –ALGÚN DÍA- LO QUE ORIGINA/PRODUCE LA ESCLEROSIS LATERAL AMIOTRÓFICA. TAMBIÉN APORTARÉ APUNTES PARA POSIBLES SOLUCIONES A LA ELA.

SE INSISTE. ESTE TRABAJO QUE SOSTIENE EN SU LECTURA SE HA REALIZADO PARA PONERLO A DISPOSICIÓN DE TODO EL MUNDO Y, EN ESPECIAL, PARA QUE SEA DESARROLLADO POR LOS ESTUDIOSOS QUE PROCEDA...

A QUIEN LEA:

·No soy científico relacionado con el mundo de la medicina o salud; sí soy investigador en otras áreas/materias.

·Este compendio lo escribo 12 años después de que me diera cuenta de algo (descubriera); y, después de todo este tiempo en su demora de ser escrito (por lo cual pido perdón), está relatado con cierta premura (de la cual, dicha prisa, también pido disculpas): esto será explicado más adelante. Aunque sí hice algo allá por el 2011 (al descubrir las posibles causas de la ELA) pero, al parecer, no sirvió de mucho o nada: esperemos que esta vez sí valga para algo o mucho, ya que años después han aparecido estudios que refuerza mi hipótesis (pero no saben las causas).

·Me basaré, en la medida de lo posible (tiempo disponga), del instrumento científico de la Estadística (la existente sobre este tema y pueda acceder); y, por su puesto, de la lógica... de la cual tengo un gran bagaje por mi experiencia en otras investigaciones.

Tom Lips (seudónimo) | Octubre de 2023

INTRODUCCIÓN

Estimados lectores, quizás algunos de ustedes estén afectados por esta enfermedad de causas desconocidas hasta el momento; seguramente también habrá, ante estas líneas, familiares de quienes padezcan esta dolencia, denominada como Esclerósis Lateral Amiotrófica, en la ardua tarea de buscar respuestas; otros, médicos y demás integrantes de la comunidad científica probablemente también leyendo. Dispongámonos para un recorrido por páginas donde la medicina se encuentra con lo incurable, y la razón se enfrenta a la incertidumbre.

Este libro nos sumerge en un universo lleno de interrogantes, desafíos y grandes dosis de misterio que rodea a la causa que provoca la Esclerosis Lateral Amiotrófica (ELA). Es en este contexto que la protagonista de este compendio, la enfermedad sin causa conocida, se convierte en la principal antagonista de nuestra historia: donde los médicos se enfrentan a un enemigo invisible y, al parecer, astuto... desde hace algo más de un siglo y medio. No importa cuántas pruebas realicen, cuántos síntomas analicen o cuántas teorías formulen, la causa de esta enfermedad se resiste a ser descubierta. Es como si las investigaciones habidas hasta el momento les decidiera dejarles en un laberinto de incógnitas.

A lo largo de estas páginas, el autor, cuyo nombre permanece desde cierta discreción (anonimato a través de un seudónimo), nos puede parecer que llega a deslumbrar, y tal vez lo haga, por su disposición para encontrar en lo más profundo de la casi desesperanza. Asimismo, con cada exposición, se pretende alentar al lector para que piense y cuestione e invitarle a enfrentar los retos a lo desconocido desde la lógica.

La medicina, ese fascinante campo de estudio y práctica, nos ha brindado respuestas a innumerables interrogantes, pero siempre hay espacio para lo inesperado y, en este caso (como en otros tantos, por desgracia), lo incurable...

mientras se descubren las causas para, posteriormente, encontrar un posible tratamiento efectivo y curativo. En estas páginas encontrarán una exploración de diversos temas a tener, quizá, muy en cuenta por investigadores sobre ELA, si así lo consideran, claro.

No se trata sólo de una enfermedad sin causa conocida, sino una condición que desafía todos los intentos, habidos hasta el momento, de resolución. ¡Una verdadera incógnita a despejar!

No nos desanimemos, porque en lo oscuro siempre hay un destello de luz: busquemos ese destello, probablemente esté entre estas páginas.

¿Cuántas veces nos habremos preguntado por qué ciertas enfermedades parecen resistir todos los esfuerzos por encontrar una cura? Imposible si no se sabe la causa, obviamente. Ya que ésta es el inicio: la huella a seguir.

En este mundo hay enfermedades misteriosas (si se les denomina "enfermedades raras") que surgen, supuestamente, de la nada y afectan a no muchas personas pero cada vez a más. Y, sean cientos o miles, para aquellos que quedan atrapados en ese mientras tanto sin solución, en su estela de sufrimiento, la búsqueda de respuestas siempre continúa.

Este libro sigue la historia de una de esas enfermedades enigmáticas -sin una causa conocida y sin cura-, y que por diversos motivos, los cuales iremos revisando, se ha convertido en todo un reto a resolver e incluso, para algunos, una obsesión: más, esto último, para los que la padecen. Esta es la realidad.

Por si algo de lo expuesto en este libro sirviera, aquí queda...

Todo lo que no está prohibido por la ley de la honestidad está en mi derecho, ya sea dentro de mí mismo ó fuera.

Por ejemplo, si la ley moral no impide la libre investigación de la verdad, esta investigación está en mi derecho, exprese ó no mi pensamiento con palabras, hé aquí un derecho interno que comienza y acaba en nosotros mismos, derecho que no hacemos valer ante los demás hombres, pero que invocamos ante el tribunal de nuestra conciencia.

D. Adolfo Bonilla y San Martín. "Estudio de Metafísica Jurídica". Siglo XIX.

CAPÍTULO I

Un breve repaso a lo conocido, hasta el momento, referente a la Esclerosis Lateral Amiotrófica; con especial atención en el mundo del deporte

La esclerosis lateral amiotrófica (ELA), también conocida como enfermedad de Lou Gehrig, es una enfermedad neurodegenerativa progresiva que afecta a las **células** nerviosas responsables de controlar los músculos voluntarios. Si bien aún no se comprenden completamente las causas de la ELA, estudios recientes han sugerido un posible vínculo entre la ELA y la actividad física, particularmente en los atletas.

La siguiente información recabada tiene como objetivo explorar las posibles causas (conocidas hasta el momento), los tratamientos y el impacto de la ELA en los profesionales del deporte.

Esta devastadora enfermedad, según los expertos, es neurodegenerativa progresiva que afecta a las células nerviosas del cerebro o del sistema nervioso periférico, provocando que pierdan su función.

Como decíamos anteriormente, aún no se comprende la causa exacta de la ELA y el 90% de los casos se consideran esporádicos [1][2].

La ELA es una enfermedad de la neurona motora que se caracteriza por la pérdida de las neuronas motoras superiores e inferiores [2]. Esta afección avanza gradualmente hasta el punto en que el cerebro ya no puede controlar el movimiento voluntario, lo que lleva a una discapacidad que progresa rápidamente y a la muerte [2][3]. **Las personas con ELA experimentan muerte de las células nerviosas, incluida excitotoxicidad, que está relacionada con la sobre estimulación de las neuronas con glutamato** [3]. Comienza como rigidez y debilidad en los músculos y **eventualmente conduce a la pérdida de la capacidad de comer, hablar, moverse y respirar** [3].

La ELA es un trastorno poco común que afecta a entre 14.000 y 15.000 personas en los Estados Unidos, con una patogénesis poco conocida y un vínculo potencial con varios factores de riesgo putativos, incluidos los impactos repetitivos en la cabeza (RHI) y las lesiones cerebrales traumáticas (TBI) [3][2].

Según estudios recientes: **varios genes están relacionados con la ELA, que pueden alterar la estructura y función celular** y aumentar la susceptibilidad a factores ambientales [3].

Si todavía no se tiene certeza completamente de la(s) causa(s) que provoca(n) ELA, entender sus factores de riesgo es una cuestión de total importancia para la salud pública. **Las investigaciones indican que incluso niveles moderados de actividad, incluidas las actividades de ocio, pueden aumentar el riesgo de desarrollar ELA** [3][4].

¿Qué prevalencia tiene la ELA en los deportistas?

Estudios anteriores han informado mayores tasas de ELA en ex atletas de la liga profesional de Futbol americano (NFL) [2]. Sin embargo, estos estudios sólo examinaron la mortalidad en atletas que jugaron desde 1959 hasta 1988 durante al menos 5 años a nivel profesional, limitando así el alcance de los atletas estudiados [2]. Un estudio más reciente amplía casi seis veces el número de atletas estudiados al incluir a todos los atletas que debutaron entre 1960 y 2019 y que disputaron al menos 1 juego en la NFL. Es el primer estudio que informa la incidencia de ELA en atletas de la NFL [2]. Los resultados muestran un vínculo significativo entre la duración de la carrera de un jugador de fútbol americano, a nivel profesional, y un mayor riesgo de desarrollar ELA [2][1]. El estudio también sugiere que la ELA es prevalente en los atletas, particularmente en los jugadores de fútbol profesionales [1]. Además, se ha establecido una conexión entre el aumento de las puntuaciones MET (medida de actividad física basada en el equivalente metabólico de la tarea o de una actividad de la vida cotidiana) a lo largo de la vida y un mayor riesgo de desarrollar ELA [3].

En un estudio publicado en la revista médica JAMA Neurology en 2012, se encontró que los futbolistas profesionales, de futbol no americano, tenían un mayor riesgo de desarrollar la ELA en comparación con otras profesiones. Los investigadores sugieren que la exposición a golpes en la cabeza o traumatismos repetitivos durante los partidos podría ser un factor de riesgo potencial. No obstante, se necesita más investigación para corroborar estas hipótesis (se avisa desde los estudios indicados) y establecer medidas preventivas adecuadas.

Otro estudio sobre esquiadores mostró que la tasa de incidencia de ELA es de 2,57 por 100.000, y que los esquiadores con los tiempos de finalización más rápidos tienen un mayor riesgo de ELA en comparación con los finalistas más lentos que sólo participaron en una carrera [4].

En general, la prevalencia de ELA en los atletas es un tema complejo que requiere más investigación y comprensión de los factores de riesgo específicos involucrados.

La esclerosis lateral amiotrófica (ELA), es comúnmente conocida como enfermedad de Lou Gehrig, tal como ya se ha referido al comienzo de este capítulo.

Lou Gehrig, fue un reconocido jugador de béisbol estadounidense (más adelante se amplía información del jugador) que padeció ELA, lo que llevó a los investigadores, entre otros muchos casos, a investigar la posible relación entre la actividad física y la enfermedad: llegando a la idea que hay una posible conexión entre la ELA y la participación atlética, particularmente en deportes de alta intensidad.

Se necesitan aún más estudios, como ya se ha dicho antes – se insiste en este aspecto-, para comprender mejor los mecanismos subyacentes y los posibles factores protectores que pueden mitigar el riesgo de desarrollar ELA en los deportistas y en la población general.

También destacar que en el ámbito del Futbol (originario de Reino Unido) no ha sido la excepción (tal como ya hemos pincelado anteriormente). Y, al parecer, más en el europeo... o sobre todo los primeros casos detectados hace ya algunas décadas.

Sabido es que esta enfermedad ha generado un impacto importante en la vida de varios futbolistas de trayectoria relevante.

De ELA en el mundo del futbol europeo (por ejemplo) ha habido varios jugadores que han sido diagnosticados con dicha afección. Lo que ha llevado a una mayor conciencia sobre esta enfermedad y a un incentivo para investigarla y encontrar posibles soluciones.

Jugadores como Gianluca Signorini, antiguo jugador del Cagliari y Genoa, han sido víctimas de esta enfermedad, causando conmoción en la comunidad futbolística.

La ELA ha planteado un gran desafío a los deportistas que la padecen, ya que se enfrentan a una progresiva pérdida de la función motora. La habilidad física, tan valiosa en el futbol, se ve afectada y esto representa un enorme obstáculo para continuar jugando al más alto nivel. Muchos jugadores se han visto obligados a retirarse anticipadamente debido a la gravedad de sus síntomas.

Jugadores de fútbol europeos que se enfrentan a la ELA. como Fernando Ricksen, antiguo jugador del Rangers FC y de la selección nacional de los Países Bajos, ha luchado contra esta enfermedad desde 2013.

Más y más casos. Juan Carlos Unzué Labiano (nacido el 22 de abril de 1967 en Orcoen, Navarra) es un exfutbolista, entrenador, activista y comentarista deportivo español.

Jugó como portero y militó en varios equipos de la primera división española, principalmente el Sevilla. Entrenó al Numancia y al Girona FC en la segunda división española, y al Celta de Vigo en la primera división española (también fue entrenador de porteros y segundo entrenador en el club de fútbol Barcelona). Diagnosticado de ELA en el 2020. Otro emblemático jugador de futbol: Miguel Ángel, el ex portero del Real Madrid (1974-1986), anunció públicamente el 17 de diciembre de 2022 que tiene ELA.

Ambos jugadores fueron guardametas, ¿simple coincidencia?

REFERENCIAS

1. *Professional football players more likely to develop ALS | UCLA Health.* (n.d.) Recuperado October 20, 2023, de www.uclahealth.org

2. *Incidence of and Mortality From Amyotrophic Lateral Sclerosis in National Football League Athletes.* (n.d.) Recuperado October 20, 2023, de jamanetwork.com/journals/jamanetworkopen/fullarticle/2787180

3. *ALS: Most physically active have '26 percent higher risk'.* (n.d.) Recuperado October 20, 2023, de www.medicalnewstoday.com/articles/321599

4. *Physical activity as a risk factor for amyotrophic lateral sclerosis-findings from three large European cohorts.* (n.d.) Recuperado October 20, 2023, de link.springer.com/article/10.1007/s00415-020-09995-x

· Sobre Lou Gehrig, el primer deportista profesional diagnosticado de ELA en la historia:

Heinrich Ludwig Gehrig (Nueva York, 19 de junio de 1903 - 2 de junio de 1941) y más conocido como Lou Gehrig, fue un jugador de béisbol profesional estadounidense. Jugó en primera base y pasó toda su carrera con los Yankees de

Nueva York de la Major League Baseball (MLB).

Conocido por su tenacidad, que le valió el apodo de Caballo de Hierro, Gehrig fue seis veces campeón de la Serie Mundial, dos veces Jugador Más Valioso de la Liga Americana y siete veces All-Star a lo largo de su carrera. Además, durante 56 años, ostentó el récord de la MLB de más juegos consecutivos jugados: 2.130.

Esta racha terminó abruptamente en 1939, cuando se retiró voluntariamente de la alineación, sorprendiendo a jugadores y fanáticos, luego de que su desempeño en el campo se viera obstaculizado por una enfermedad no diagnosticada que luego se confirmó que era esclerosis lateral amiotrófica (ELA). **Por este motivo, la enfermedad se conoce en Estados Unidos como "enfermedad de Lou Gehrig".**

Fue incluido en el Salón de la Fama del Béisbol en 1939 y fue nombrado el mejor primera base del Equipo del Siglo de la MLB en 1999.

¿Fue el Béisbol o el Futbol americano lo que le produjo ELA?

Tengamos en cuenta el siguiente texto también extraído de una, de las muchas, de sus biografías: *"gracias al empeño de su madre llevó a su hijo a ganar una beca para la Universidad de Columbia en 1921 para estudiar arquitectura y **jugar fútbol americano**. Sin embargo, Lou Gehring mostró talento para el béisbol y tuvo gran éxito como **bateador**."*

¿Hay más deportistas con ELA de Futbol Americano o de Béisbol? ¿Son más los jugadores de Béisbol que padecen (o han padecido) ELA que ocupasen el puesto de bateador?

¿Y la de otros tantos casos de futbolistas, tenistas y un largo etcétera relacionados con el mundo del deporte?

¿Y así como otros muchos enfermos de ELA que no son deportistas profesionales?

Son tantas las cuestiones a las que debemos responder para obtener la tan anhelada como crucial respuesta: ¿cuál es, o cuales son, la(s) causa(s) para que en todo el mundo se padezca de ELA?

*"Afecta a personas de todas las razas y todos los grupos étnicos. La ELA suele presentarse entre los 40 y los 60 años, pero las personas menores o mayores también pueden desarrollar el trastorno. **Los hombres son más propensos** que las mujeres a verse afectados."* Según información publicada en 2015 en NIH (National Institutes of Health).

Sí, en todo el mundo y a todo el mundo le puede afectar esta enfermedad, la Esclerosis Lateral Amiotrófica. Pero, al parecer, todo indica que a los deportistas de élite, o no tan de élite, son los más 'propensos' a que la padezcan.

Y cómo no recordar el caso del eminente físico y cosmólogo Stephen Hawking: ¿estamos seguros que no practicó algún deporte de **gran esfuerzo** y con **alta preparación (entrenamiento)**? Se verá este caso en concreto más adelante en este libro.

Nota:

Tenemos constancia de la primera persona reconocida como el primer diagnosticado de ELA: Heinrich Ludwig Gehrig. Pero evidentemente no fue el primero, pero sí el que recuerda la historia... probablemente por ser una celebridad del deporte en EE.UU. pero hubo antes otros afectados, obviamente, y también con su diagnóstico (por pura lógica): por la sencilla razón que la Esclerosis Lateral Amiotrófica (ELA) fue descrita por primera vez en 1869 por el neurólogo francés Jean-Martin Charcot; y, por ende, algunos casos diagnosticaría por aquellos entonces el Dr. Charcot o su equipo/discípulos. Sin embargo, la enfermedad se dio a conocer de manera más popular en 1939 cuando Lou Gehrig, el famoso jugador de béisbol estadounidense, contrajo ELA y falleció poco después. Aunque Gehrig no fue el primer caso de ELA, su diagnóstico y muerte por la enfermedad la pusieron en el centro de atención pública.

Más todas las personas que no fueron bien diagnosticados (como le pasó a Heinrich Ludwig Gehrig en un primer momento) y murieron padeciendo ELA: quedando, aquellas vidas (y su sufrimiento), en el silencio del olvido... fueran deportistas profesionales o no.

CAPÍTULO II

Resumen sobre las posibles causas y tratamientos e indagaciones, estudiadas hasta ahora –científicamente-, por distintas investigaciones

Informaciones recientes en el tratamiento de la esclerosis lateral amiotrófica (ELA), una revisión de terapias prometedoras y estrategias emergentes:

Actualmente, no existe cura para la ELA y los tratamientos disponibles sólo brindan un alivio limitado de los síntomas. Por tanto, existe una necesidad apremiante de desarrollar nuevas terapias para mejorar la calidad de vida de los pacientes con ELA.

Este capítulo tiene como objetivo revisar las terapias prometedoras y las estrategias emergentes para el tratamiento de la ELA. La primera sección proporcionará una breve descripción general de la ELA, incluidas sus posibles causas tenidas en cuenta hasta ahora, síntomas y diagnóstico. La segunda sección discutirá los tratamientos actuales para la ELA y sus limitaciones. Finalmente, la tercera sección explorará las terapias prometedoras y las estrategias emergentes para el tratamiento de la ELA, incluida la terapia génica, la terapia con células madre y la inmunoterapia. En esta revisión se muestra un resumen sobre los avances recientes en el tratamiento de la ELA y proporcionará información sobre las direcciones futuras de la investigación en este campo.

¿Qué es la esclerosis lateral amiotrófica (ELA)?

La esclerosis lateral amiotrófica (ELA) es un trastorno neurodegenerativo rápidamente progresivo que afecta tanto a las neuronas motoras superiores como a las inferiores. La enfermedad conduce a la degeneración de las neuronas motoras en el **cerebro, el tronco del encéfalo y la médula espinal** [3]. Esto da como resultado la pérdida progresiva de la función muscular [4], lo que **provoca debilidad, atrofia, fasciculaciones, espasticidad y,**

finalmente, parálisis [3]. La esperanza de vida promedio después de la aparición de los síntomas es de 3 a 5 años [3] [1], y **la mayoría de los pacientes mueren por insuficiencia respiratoria neuromuscular dentro de los 2 a 3 años posteriores a la aparición de los síntomas [5].** Aunque existen tratamientos farmacológicos autorizados para la ELA, como el **Riluzol y la Edaravona**, sólo retardan la progresión de la enfermedad y tienen una eficacia limitada [3].

La ELA es una enfermedad rara, con una incidencia reportada entre 0,8 y 3,6 por 100.000 personas al año, y existe una heterogeneidad geográfica significativa [1]. La edad cada vez mayor y el sexo masculino son dos factores de riesgo importantes para la ELA, con una proporción hombre:mujer de 1,5:1 para la incidencia de ELA [1]. Se ha informado que los traumatismos, el tabaquismo, el consumo de alcohol, el consumo elevado de grasas, los altos niveles de condición física premórbida, la exposición a metales pesados, pesticidas y productos químicos y las descargas eléctricas están asociados con un mayor riesgo de ELA [1]. Además, un bajo nivel de educación y ciertas ocupaciones como veterinario, atleta, peluquero, trabajador artesanal y de oficios relacionados y personal de las fuerzas armadas podrían aumentar el riesgo de desarrollar ELA [1]. Además, entre el 20 y el 50% de los pacientes con ELA presentan deterioros cognitivos que cumplirían los criterios diagnósticos de demencia frontotemporal (DFT) probable o definitiva [4]. Finalmente, **los pacientes con ELA tienen un cuadro clínico muy heterogéneo y pueden ocurrir síntomas adicionales superpuestos, como cambios cognitivos y conductuales o DFT** [6][4].

¿Cuáles son los tratamientos actuales para la ELA y sus limitaciones?

La ELA es una enfermedad devastadora **con opciones de tratamiento limitadas. Actualmente, la FDA sólo ha aprobado dos fármacos, Riluzol y Edaravona, para el tratamiento de la ELA [7][8].** Desafortunadamente, estos medicamentos no pueden curar el trastorno ni revertir el daño a las neuronas motoras [7]. **El Riluzol y la Edaravona sólo pueden retardar la progresión de la ELA durante unos meses y proporcionar beneficios clínicos modestos** [7][1].

Otras terapias han demostrado un gran potencial para uso clínico futuro, pero su eficacia sigue siendo subóptima y está lejos de ser satisfactoria [1]. Se han realizado más de 80 ensayos controlados aleatorios sobre la ELA, pero la mayoría ha arrojado resultados negativos debido a una comprensión incompleta de los mecanismos patogénicos de la ELA, la heterogeneidad clínica de la progresión de la ELA, las deficiencias del diseño de los estudios y las interacciones farmacogenéticas [9]. El carácter multifactorial a nivel biológico nos devuelve a una vieja visión en el campo de la neurodegeneración, que supone que sólo la combinación de varios tratamientos puede conseguir un efecto clínico real. Varios procesos dañinos desencadenan la degeneración de las neuronas motoras en la ELA, incluido el mal plegamiento y la agregación de proteínas, el estrés oxidativo, la disfunción mitocondrial, el deterioro del procesamiento del ARN, la agregación de neurofilamentos, la pérdida del transporte axonal, la alteración de la unión neuromuscular y la desmielinización de los axones [9]. Por lo tanto, se están explorando diferentes enfoques para abordar estos procesos. Estos incluyen enfoques basados en el aprendizaje automático, como gráficos de conocimiento, que podrían ayudar con la identificación de objetivos, enfoques que se basan en datos biológicos disponibles públicamente para ayudar a identificar rápidamente objetivos de moléculas pequeñas y la identificación de objetivos farmacológicos para la ELA, que presenta un desafío [5].

Además, actualmente se están investigando varios fármacos potencialmente modificadores de la enfermedad, basándose en los fracasos de ECA anteriores y aportando nuevos conocimientos de investigación [9].

En conclusión, si bien actualmente existen terapias sintomáticas y modificadoras de la enfermedad disponibles para la ELA, la enfermedad sigue siendo un trastorno desafiante y complejo, y se necesita más investigación para mejorar las opciones de tratamiento para los pacientes. [5].

¿Cuáles son las terapias prometedoras para el tratamiento de la ELA?

Aunque actualmente hay pocos tratamientos disponibles para la ELA, existen varias estrategias terapéuticas prometedoras que necesitan más investigación, incluidos estudios básicos y ensayos clínicos que sigan las regulaciones aplicables [3]. Una de esas estrategias prometedoras es la terapia celular, que implica el trasplante de células para reemplazar las células dañadas o perdidas. Esta terapia ha demostrado potencial para el tratamiento de la ELA, en particular las terapias basadas en células madre multipotentes [3]. **Para mejorar los beneficios de las células madre para el tratamiento de la ELA, a menudo se utilizan materiales naturales o sintéticos biocompatibles como vehículos para promover la supervivencia de las células implantadas en un entorno hostil [3]. Varios grupos de investigación se centran en el desarrollo de terapias celulares para la ELA, y los ensayos clínicos que utilizan MSC (tanto derivadas del tejido adiposo como de la médula ósea) han proporcionado información útil sobre la seguridad y eficacia de esta terapia para el tratamiento de pacientes con ELA.**

Estos estudios informan mejoras en la calidad de vida, principalmente debido a retrasos en la necesidad de alimentación por sonda de gastrostomía/nutrición parenteral y soporte respiratorio y a una mayor supervivencia de los pacientes [3]. Los oligonucleótidos antisentido, los inhibidores de la quinasa y la respuesta integrada al estrés y los inhibidores del estrés del retículo endoplásmico también son terapias prometedoras para el tratamiento de la ELA [10].

Además, la terapia génica es una opción de tratamiento prometedora para los pacientes con ELA, y los enfoques de terapia génica no viral han entrado en ensayos clínicos para dos formas familiares de ELA: **la ELA ligada a SOD1 y la forma más común causada por mutaciones en el gen C9orf72 [8].**

A pesar de los grandes esfuerzos realizados a lo largo de los años en la búsqueda de terapias eficaces para la ELA, los ensayos clínicos han llegado predominantemente a resultados decepcionantes en humanos. Varios obstáculos están implicados en el fracaso de la traducción del banco a la cabecera del paciente en el campo del tratamiento de la ELA, incluidas cuestiones relacionadas con la seguridad, la eficacia y el costo, entre otras [1]. No obstante, los enfoques terapéuticos discutidos en esta revisión cubren una amplia gama de mecanismos o genes de la enfermedad de ELA, y el trasplante de células madre puede convertirse en una terapia alternativa prometedora para la ELA [1][4].

En síntesis, los avances logrados en los últimos años en el tratamiento de la ELA son alentadores y proporcionan un rayo de esperanza para los pacientes y sus familias.

REFERENCIAS

1. *A perspective on therapies for amyotrophic lateral sclerosis: can disease progression be curbed?.* (n.d.) Recuperado October 26, 2023, de translationalneurodegeneration.biomedcentral.com

2. *Amyotrophic Lateral Sclerosis (ALS).* (n.d.) Recuperado October 26, 2023, de my.clevelandclinic.org

3. *Cell therapy as a treatment strategy in amyotrophic lateral sclerosis | Neurology perspectives.* (n.d.) Recuperado October 26, 2023, de www.elsevier.es

4. *Recent advances in understanding amyotrophic lateral sclerosis and emerging therapies.* (n.d.) Recuperado

October 26, 2023, de
www.ncbi.nlm.nih.gov/pmc/articles/PMC7886072/

5. *Amyotrophic lateral sclerosis: a neurodegenerative
    disorder poised for successful therapeutic translation.*
    (n.d.) Recuperado October 26, 2023, de
    www.nature.com/articles/s41573-022-00612-2

6. *Current State and Future Directions in the Therapy of ALS.*
    (n.d.) Recuperado October 26, 2023, de
    www.ncbi.nlm.nih.gov/pmc/articles/PMC10252394/

7. *New developments and opportunities in drugs being
    trialed for amyotrophic lateral sclerosis from 2020 to 2022.*
    (n.d.) Recuperado October 26, 2023, de
    www.frontiersin.org/articles/10.3389/fphar.2022.1054006

8. *IJMS | Free Full-Text | Gene Therapy for ALS—A
    Perspective.* (n.d.) Recuperado October 26, 2023, de
    www.mdpi.com/1422-0067/20/18/4388

9. *Overview of Current and Emerging Therapies for
    Amyotrophic Lateral Sclerosis.* (n.d.) Recuperado October
    26, 2023, de www.ajmc.com

10. *Neuromuscular Notes: New and Emerging Therapies in
    ALS.* (n.d.) Recuperado October 26, 2023, de
    practicalneurology.com

Esto es lo que se sabe, hasta el momento, por la comunidad científica ocupada en la investigación de la ELA.

Pero antes de acabar este capítulo, vamos a detenernos en algo concreto como es la posibilidad genética como causa o altamente relacionado con el desarrollo de la ELA, en concreto veamos algo más sobre el gen **C9ORF72** (mencionado anteriormente).

En el 2013, según neurología.com, se hizo eco de un estudio que decía lo siguiente: "*Los científicos han determinado que en el caso del científico británico (Stephen Hawking) la incidencia de la ELA se debe a la **mutación del gen**

C9ORF72. *Esta empezó a generar una **proteína que destruye las neuronas del cerebro**.*

*Según los expertos, cuyo estudio ha sido publicado en la revista 'Neuron', este **descubrimiento abre esperanzas** de que algún día la enfermedad pueda ser superada. Los investigadores afirman que es necesario establecer un mecanismo que pueda bloquear la generación de proteínas peligrosas.*

Una de las recientes investigaciones sobre esta enfermedad revelaba que la ELA no depende de las neuronas motoras de la médula espinal como se pensaba antes, sino de las de la corteza cerebral."

Muy seguros parecían los expertos del referido estudio, al aseverar lo del último párrafo.

Así que, después de lo recién leído, voy a recabar más información sobre dicho gen y algunas consideraciones al respecto (y profundizamos un poco más)…

El papel de la mutación del gen C9ORF72 en la patogénesis de la esclerosis lateral amiotrófica (ELA): revisión y análisis de lo encontrado y recopilado.

Si bien aún no se comprenden completamente las causas exactas de la ELA, **estudios recientes han identificado un vínculo** potencial **entre la mutación del gen C9ORF72 y la patogénesis de esta enfermedad**. El gen C9ORF72 está situado en el cromosoma 9 y **codifica una proteína** con función desconocida. **Cuando el gen muta, produce un ARN anormal que puede acumularse en el cerebro y la médula espinal, provocando la muerte de las neuronas motoras.** En los siguientes párrafos revisaremos y analizaremos la literatura sobre el papel de la mutación del gen C9ORF72 en la patogénesis de la ELA.

Específicamente, exploraremos qué es la mutación del gen C9ORF72, qué tan prevalente es en pacientes con ELA y cuál es la relación entre la mutación y el desarrollo de la enfermedad. Al hacerlo, se espera contribuir a una mejor comprensión de los mecanismos subyacentes de la ELA y los posibles objetivos terapéuticos para esta devastadora enfermedad.

El papel de la mutación del gen C9ORF72 en la patogénesis de la ELA.

¿Qué es la mutación del gen C9ORF72?

La mutación del gen C9ORF72 es una expansión repetida de hexanucleótidos que ocurre en una región no codificante del gen C9orf72. Esta expansión puede ocurrir una vez o repetirse varias veces seguidas [1]. Las repeticiones de hasta 30 veces no tienen ningún efecto negativo sobre la función genética [1]. Sin embargo, las repeticiones más largas pueden conducir a la causa genética más común de esclerosis lateral amiotrófica (ELA) y demencia frontotemporal (DFT) [2]. La mutación se localiza en el primer intrón de las variantes 1 y 3 y dentro de la región promotora de la variante 2 [3]. Las variantes 2 y 3 codifican una proteína de 481 aminoácidos de 54 kDa, que es C9orf72-L (larga), mientras que la variante 1 codifica una proteína de 222 aminoácidos de 24 kDa, que es C9orf72-S (corta) [3].

La patología de C9ORF72 incluye daño al ADN, cambios en el metabolismo del ARN, alteración de la separación de fases y deterioro del transporte nucleocitoplasmático [2]. Algunos pacientes con la mutación C9ORF72 presentan síntomas psiquiátricos de aparición tardía e identificar estos casos puede resultar un desafío [4]. La mutación también se ha encontrado en pacientes con trastornos psiquiátricos primarios como esquizofrenia/trastorno esquizoafectivo y trastorno bipolar [4]. Además, la mutación se asocia con síntomas psiquiátricos, pero no está claro si es responsable de todos los casos de trastornos psiquiátricos primarios [4].

Los estudios han examinado grandes poblaciones clínicas para detectar la mutación en relación con estos trastornos [4]. La expresión de cinco proteínas repetidas dipéptidos (DPR) se produce predominantemente en forma de poli-GA, en menor medida, poli-GP y poli-GR, en comparación con poli-PA y poli-PR [2]. La mutación conduce a la presencia de focos de ARN nuclear G4C2 en formas sentido y antisentido e inclusiones citoplasmáticas de DPR traducidos por ARN [2]. Se han identificado inclusiones intranucleares de DPR que se localizan con nucléolos en la corteza frontal de pacientes con C9ORF72 [2]. Aunque la relevancia y el papel causal de los dipéptidos traducidos por RAN en la ELA aún no se han explorado, se han creado modelos de ratón DPR ricos en arginina para estudiar la alta toxicidad de poli-GR y poli-PR asociados con la mutación [2]. Se han informado correlaciones clínico-patológicas de poli-GA, pero no de otras DPR, en c9ALS/FTD [2]. Finalmente, el gen C9orf72 es el gen de ELA identificado más recientemente, y algunos casos de ELA familiar y esporádica poseen una expansión de una secuencia repetida intrónica GGGGCC [5].

¿Qué prevalencia tiene la mutación del gen C9ORF72 en pacientes con ELA?

La mutación del gen C9orf72 es la causa genética más común de esclerosis lateral amiotrófica (ELA) en todo el mundo [2][6]. La frecuencia de esta mutación varía según la población estudiada.

Por ejemplo, la frecuencia de expansión repetida de C9orf72 es extremadamente baja en las poblaciones asiáticas [2].

¡Alto! Un alto en el camino de esta lectura. La pregunta sería en este instante (aunque me la hice antes pero no la expuse anteriormente): ¿en qué países se practica menos deporte?

Y la respuesta encontrada es... Según la Organización Mundial de la Salud, los países donde se practica menos deporte incluyen Kuwait, Samoa Americana, Arabia Saudita e Irak, donde más de la mitad de la población no realiza suficiente ejercicio. No es Asia, pero... ¿se han estudiado la incidencia de ELA en estos países? ¿Hay más casos de esta enfermedad? ¿Menos?

Prosigamos. Sin embargo, en la población finlandesa, la expansión repetida de C9orf72 representa hasta el 46,0% de la ELA familiar y el 21,1% de la ELA esporádica [2].

Otro alto en este camino y otra pregunta: ¿en Finlandia se practica mucho o poco el esquí? Antes leímos algo sobre esto (esquiadores con ELA). ¿Familiar? Se refiere a heredado, ¿no? ¿Y si se practica mucho el esquí en Finlandia no sería más de tradición (u otras causas, como la necesidad para desplazarse) que algo heredado familiarmente el padecer la mutación del gen C9orf72? Es decir: una misma familia si practica esquí pues eso (un alto porcentaje de mutación C9orf72), y si no es de la misma y también practica el esquí pues mismo efecto = *"en la población finlandesa, la expansión repetida de C9orf72 representa hasta el 46,0% de la ELA familiar y el 21,1% de la ELA esporádica"*, de cajón... como se suele decir en España (o, ¿conclusión de Blanco y en botella?). ¿Estoy diciendo que hay algo en el deporte, en este caso el esquí, que hace mutar C9orf72 (sean familia o no)? De momento lo estoy preguntando. Pero, ¿no es muy alto el porcentaje en Finlandia si se suman el supuesto índole familiar (heredado) y el esporádico? Sí, muy alto. ¿Casi tanto como la práctica del esquí? Habría que comprobarlo, ¿no? Recuerdo que mi hermano, ya fallecido, decía: que Miguel Induráin (célebre ciclista, reconocido campeón de varias Vueltas Ciclistas) comenzó a dejar de ganar el Tour de Francia cuando ya era millonario... porque no iba a comprar, ya todos los días, el pan en bicicleta; por lo que se deduce... si casi toda la población va en esquí hasta para comprar el pan... pues ahí los datos recién leídos. ¡Normal! Pero, claro, para eso debe ser la causa el esquí... o demostrarlo (**o algo en común con los demás deportes** donde la prevalencia es alta en el padecimiento de ELA); y ahí siguen estando los datos (los de ELA en Finlandia y dicha mutación, y los de esquí habría que estudiarlo en profundidad... aunque una web sobre Finlandia destaca lo siguiente: *"el esquí de fondo es uno de los pasatiempos favoritos para muchos finlandeses tanto en las áreas urbanas como en las rurales."*).

Mejor sigamos leyendo sobre el gen.

Un estudio que identificó a 248 pacientes con ELA que portaban una mutación en el gen C9orf72, la prevalencia de la mutación del gen C9orf72 en pacientes con ELA no se especifica en el texto proporcionado [7][8]. La mutación de expansión repetida de hexanucleótidos en C9ORF72 es la causa genética más común de ELA+/−DFT familiar en toda Europa y representa hasta el 86% de los casos familiares no diagnosticados genéticamente [9]. El HREM también se detecta en el 6% de los casos de ELA esporádica, pero también está presente en la población de base (0,3%) [9]. Las frecuencias de HREM en ELA +/- DFT familiar mostraron una variación considerable según el país, mientras que los casos esporádicos de ELA +/- DFT con HREM superan en número a los casos familiares en una proporción de 4:1 [9]. El HREM en C9ORF72 se detectó en el 17 % de todos los casos de ELA+/−FTD en cinco poblaciones europeas y fue prevalente tanto en familias familiares de ELA+FTD (72%) como en familias puras de ELA (39%) con una frecuencia familiar total del 46%. [9]. Nuevos datos han reducido la prevalencia de mutaciones C9orf72 en la población con ELA esporádica a menos del 2%, lo que C9orf72 tienen múltiples intervenciones terapéuticas disponibles [6]. En general, la mutación del gen C9orf72 es la mutación genética más común identificada en pacientes con ELA, y se informa que la mutación de expansión está presente en 5% a 10% de los pacientes con ELA esporádica y en 40% a 50% de los pacientes con enfermedad familiar (hereditaria) de ELA [8].

¿Cuál es la relación entre la mutación del gen C9ORF72 y el desarrollo de ELA?

La expansión repetida de C9orf72 es un posible mecanismo para alterar la integridad genómica en la ELA, lo que **provoca toxicidad e inestabilidad genómica** [11]. La expansión **provoca un "doble golpe" para la célula**, ya que los mecanismos impulsados por el ARN y el DPR trabajan juntos para producir un daño extenso en el ADN e inestabilidad genómica, lo que lleva a la muerte de la neurona motora. Las conformaciones aberrantes y tóxicas de los ácidos nucleicos formadas por la expansión repetida del hexanucleótido C9orf72 (GGGGCC) inducen daños en el ADN [11]. La mutación es responsable de aproximadamente el 40% de la ELA familiar y del 5-10% de la ELA esporádica, siendo las expansiones de repetición de hexanucleótidos la anomalía genética más común tanto en la ELA como en la FTD [11]. Los mecanismos de ganancia de función pueden provocar disfunción nucleolar, afectar el empalme y la transcripción del ARN y causar daño al ADN, mientras que los mecanismos de pérdida de función pueden alterar el procesamiento del ARN y las vías metabólicas. Además de esto, en la C9FTD/ELA se han implicado procesos específicos de neuronas, incluyendo hiperexcitabilidad e hipoexcitabilidad, excitotoxicidad por glutamato, transporte axonal y defectos de ramificación neuronal. La mutación también es responsable del 40% de la DFT familiar y del 4-21% de la DFT esporádica [11]. Se repiten los datos pero en otros estudios (apostillo). Se están desarrollando estrategias terapéuticas para atacar y eliminar las repeticiones expandidas, degradar o prevenir la expresión de transcripciones de expansión, reducir las proteínas RAN tóxicas y modular las vías afectadas posteriores [10].

La mutación del gen C9ORF72 es una expansión repetida de hexanucleótidos que se ha encontrado que está fuertemente asociada con el desarrollo de esclerosis lateral amiotrófica (ELA) y demencia frontotemporal (DFT). Esta mutación ocurre en una región no codificante del gen C9orf72 y puede ocurrir una vez o repetirse varias veces seguidas. Si bien la prevalencia de esta mutación en pacientes con ELA no se especifica en el texto proporcionado, es la causa genética más común de ELA en todo el mundo. La mutación también es responsable de una proporción significativa de casos de FTD familiares y esporádicos. Las intervenciones terapéuticas disponibles para los portadores de la mutación C9orf72 son particularmente interesantes y brindan esperanza a los pacientes con esta mutación. No obstante, las frecuencias de la mutación de expansión repetida de hexanucleótidos en casos de ELA +/- DFT familiar y esporádica mostraron una variación considerable según el país. Este análisis de la literatura encontrada y aquí leída resalta la necesidad de realizar más investigaciones en este campo, particularmente para comprender los mecanismos por los cuales la mutación del gen C9ORF72 contribuye a la patogénesis de la ELA y la FTD. En última instancia, esto facilitará el desarrollo de intervenciones terapéuticas más eficaces para estas enfermedades devastadoras.

REFERENCIAS

1. *C9orf72 gene*. (n.d.) Recuperado November 2, 2023, de medlinoplus.gov/genetics/gene/c9orf72/

2. *Role of the C9ORF72 Gene in the Pathogenesis of Amyotrophic Lateral Sclerosis and Frontotemporal Dementia*. (n.d.) Recuperado November 2, 2023, de www.ncbi.nlm.nih.gov/pmc/articles/PMC7475143/

3. *C9orf72 -mediated ALS and FTD: multiple pathways to disease*. (n.d.) Recuperado November 2, 2023, de www.ncbi.nlm.nih.gov/pmc/articles/PMC6417666/

4. *Psychiatric Presentations of C9orf72 Mutation: What Are the Diagnostic Implications for Clinicians?*. (n.d.) Recuperado November 2, 2023, de neuro.psychiatryonline.org

5. *C9orf72*. (n.d.) Recuperado November 2, 2023, de www.sciencedirect.com

6. *Pathogenic Mechanisms and Therapy Development for C9orf72 Amyotrophic Lateral Sclerosis/Frontotemporal Dementia*. (n.d.) Recuperado November 2, 2023, de link.springer.com/article/10.1007/s13311-019-00797-2

7. *Clinical and genetic features of amyotrophic lateral sclerosis patients with C9orf72 mutations | Brain Communications | Oxford Academic*. (n.d.) Recuperado November 2, 2023, de academic.oup.com/braincomms/article/5/2/fcad087/708 1385

8. *Comparative analysis of C9orf72 and sporadic disease in an ALS clinic population*. (n.d.) Recuperado November 2, 2023, de www.ncbi.nlm.nih.gov/pmc/articles/PMC5027809/

9. *The C9ORF72 expansion mutation is a common cause of ALS+/−FTD in Europe and has a single founder*. (n.d.) Recuperado November 2, 2023, de www.nature.com/articles/ejhg201298

10. *Therapeutic strategies for C9orf72 amyotrophic lateral sclerosis and frontotemporal dementia : Current Opinion in Neurology*. (n.d.) Recuperado November 2, 2023, de journals.lww.com

11. *IJMS | Free Full-Text | The Emerging Role of DNA Damage in the Pathogenesis of the C9orf72 Repeat Expansion in Amyotrophic Lateral Sclerosis*. (n.d.) Recuperado November 2, 2023, de www.mdpi.com/1422-0067/19/10/3137

Un apunte sobre otro estudio de genética: El proyecto MINE, que trabaja en esta cuestión, pretende analizar al menos 15.000 registros de pacientes de ELA y otras 7.500 personas sanas que sirven como controles, para compararlos y comparar los cambios genéticos que realizaron los pacientes y otras personas, marcando los primeros pasos, desde el punto de vista del estudio genético, hacia una posible solución.

Vamos **a tener en cuenta** todo; y, especialmente, **las frases** (ya leídas y que leeremos) resaltadas **en negrita**... para los capítulos V y VI.

Para concluir este capítulo:

Se estima que la incidencia de ELA en los países occidentales es de entre 1 y 3 por 100.000 por año por persona-año, y aunque aún se desconoce la causa de la ELA, se sabe que es causada por una interacción compleja entre factores ambientales y genéticos. 2][1]. Alrededor del 90% de los casos son esporádicos con antecedentes familiares negativos, mientras que el 10% restante son familiares [2]. Los **cambios observados en las columnas laterales de la médula espinal a medida que los axones de las neuronas motoras superiores en estas áreas degeneran y son reemplazados por astrocitos fibrosos** también están asociados con la ELA [4]. **Las presentaciones clínicas tempranas que imitan los trastornos de la columna pueden llevar a los cirujanos de columna a encontrar pacientes con ELA** [2]. Las tecnologías genéticas avanzadas han llevado a la identificación de alrededor de 25 genes relacionados con la ELA y a la generación de modelos animales específicos de la ELA [2]. Las opciones de tratamiento pueden prolongar la duración y la calidad de vida de los pacientes con ELA, pero la enfermedad es incurable y mortal, con una mediana de supervivencia de 3 años [4].

REFERENCIAS

1. *Amyotrophic lateral sclerosis (ALS)*. (n.d.) Recuperado October 25, 2023, de www.mayoclinic.org
2. *Contact Sports as a Risk Factor for Amyotrophic Lateral* .... (n.d.) Recuperado October 25, 2023, de www.ncbi.nlm.nih.gov/pmc/articles/PMC6362556/

3. *Amyotrophic Lateral Sclerosis (ALS)*. (n.d.) Recuperado October 25, 2023, de www.mda.org/disease/amyotrophic-lateral-sclerosis

4. *Amyotrophic Lateral Sclerosis*. (n.d.) Recuperado October 25, 2023, de emedicine.medscape.com/article/1170097-overview

Nota: Vuelvo a insistir, ya hecho antes con "mis altos en el camino". ¿Heredado familiarmente o tradición local/población/país? Las tradiciones o costumbres también se heredan en un lugar.

En esto se debería ser más cuidadosos, científicamente hablando. No confundir herencia (familiar) genética con otra cosa: si no, "un error inicial puede ser máximo al final" como dijo Aristóteles. Y probablemente este tipo de error se dé o esté dando demasiado; ¡esperemos qué no sea tan así!

CAPÍTULO III

Lo que descubrí (o me di cuenta) en el 2011

Publicado por mí en una red social, FaceBook:

 SLA, mobilisons-nous!

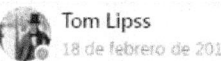

Tom Lipss
18 de febrero de 2011 · 🌐 · · ·

Hola, ayer Jane Eire me agregó a este grupo, cosa que le agradezco, desconocia este tema, tan solo por lo escuchado en algún medio. Más tarde Jane Eire publicó en su Muro el video de ESCLERÓSIS LATERAL... que afecta en mayor medida a FUTBOLISTAS especialmente en Italia (6 veces mas que el resto de la población) que tenéis aquí para poder visualizarlo...

Lo curioso que ese estudio de un doctor argentino, me llamó la atención varias cosas que observé y me dí cuenta, posteriorm... Ver más

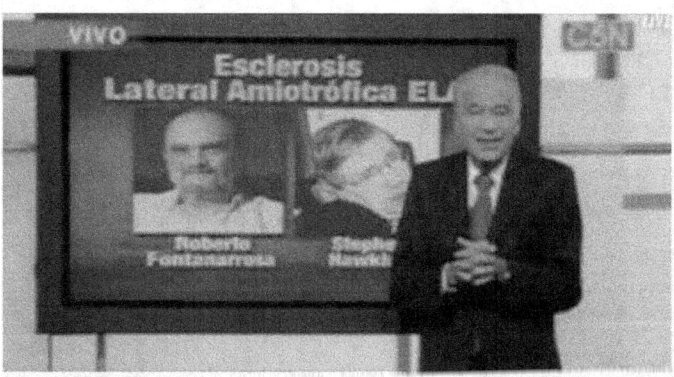

GDATA.YOUTUBE.COM
Qué es la esclerosis lateral amiotrófica
Se caracteriza por la degeneración progresiva de las células relacio...

El siguiente texto está escrito en un Grupo de FaceBook en Febrero de 2011, realizado del tirón e improvisado (a continuación expongo, íntegramente, mi texto que aparece en la imagen):

"Hola, ayer Jane Eire (una amiga de la red social que me invitó a unirme) me agregó a este grupo, cosa que le agradezco, desconocía este tema, tan sólo por lo escuchado en algún medio. Más tarde Jane Eire publicó en su Muro el video de ESCLERÓSIS LATERAL... que afecta en

mayor medida a FUTBOLISTAS especialmente en Italia (6 veces más que en el resto de la población) que tenéis aquí para poder visualizarlo...

Lo curioso que ese estudio de un doctor argentino, me llamó la atención varias cosas que observé y me di cuenta, posteriormente y comentando con Jane, llegamos a ciertas conclusiones, ya que el estudio del video parece ser que está incompleto o comete errores de apreciación desde un inicio...

Si queréis podéis comprobarlo por vosotros mismos, por favor id al minuto 1:25 del video y veréis que explica en la zona del cuerpo en donde se produce/atrofia el músculo, es el CUELLO? Yo entiendo que SÍ, desde el final de la columna hacia la cabeza... de ser así... nos vamos al minuto 2:25 del video y ahí explica una comparativa con otros deportes que le denomina ENIGMA...

Video...   http://www.youtube.com/watch?v=-89aYRoLf7o

Bueno, una vez visualizado los dos puntos claves del video, podríamos interpretar que la comparativa está bien en la intención pero desde mi punto de vista erróneo o de poco acierto. ¿Por qué? Se contesta con otra pregunta, CONOCE ALGUIEN UN DEPORTE QUE SE UTILICE LA CABEZA? además del ajedrez :)

Porque lo expuesto en la comparativa, es cierto, pero ninguno de esos deportes emplean la CABEZA para su juego, y lo que es más y yo considero crucial... EN SU ENTRENAMIENTO.

Creo que ya se comprende, cual es mi hipótesis, pues sería... ¿HAY ALGUNA RELACIÓN ENTRE EL ENTRENAMIENTO DE UN JUGADOR DE JOVEN/INFANCIA CON SU CRECIMIENTO PERSONAL? Y aquí abrimos mas factores a tener en cuenta;

·Un jugador de antes (de hace más de 35 años atrás)

entrenaban como ahora?

· Un jugador LatinoAmericano actual entrena como uno de Europa?

La respuesta alguien la debe saber, YO NO ENTIENDO NADA DE FUTBOL... pero supongo que si alguien lee esto y tiene conocimiento sí hay diferencias de dichos entrenamientos desde la infancia o semi-profesionalidad de un futbolista, entonces sí pudiera tener sentido todo lo que estoy SUPONIENDO...

Más, habría que saber cuáles son los futbolistas más afectados, obviamente deduzco que los EUROPEOS, ya que un argentino o brasileño jugador excelente QUIZÁS AÚN aprendan a jugar al futbol de una forma distinta que en otros países, pues si lo hacen a SU MANERA y en LA CALLE sin entrenador y entrenamiento, NO OBLIGARÁ A MEJORAR SU TIRO A PUERTA O REMATE CON LA CABEZA... por lo tanto cuando éste jugador ya esté CASI FORMADO como crecimiento personal y futbolista DEBERÍA TENER MENOS PROBABILIDADES DE PADECER ELA...

Conclusión:

En teoría, por jugar al Futbol no debería ser SINÓNIMO de más probabilidad de PADECER DICHA ENFERMEDAD, sino el cómo se ha FORMADO dicho jugador, entendamos de ÉLITE o que entrene como tal para serlo... No creo que haya diferencia de RAZAS, sino de el CÓMO fue su aprendizaje/entrenamiento si es que lo hubo a una temprana edad...

Y podría seguir con más suposiciones, deducciones, y preguntas, pero creo que con esto basta, para que DE NO ESTAR EQUIVOCADO, se pueda tener en cuenta y si es de interés de estudio se tire del hilo en esta dirección, que por lo poco informado que estoy y si me remito a la exposición del doctor en el video, SE DEBERIA TENER EN CUENTA ESTA

IDEA/HIPÓTESIS QUE NO SE HA CONTEMPLADO...

Sin más, MUCHO ÁNIMO A LOS AFECTADOS Y FAMILIAS, porque TODOS podemos tener algún contacto directo o indirecto con esa enfermedad :(

Saludos

P.D.: ¿Por qué más en Italia ?... porque hay más jugadores de EUROPA, formados en escuelas de futbol o entrenamiento desde equipos benjamínes??? por el clima? la alimentación? sus tácticas de entrenamiento en el campeonato, buscando más la oportunidad de gol con tiro a portería con la cabeza? etc etc etc SON MAS ALTOS LOS EUROPEOS? se potencia más el remate de cabeza de éstos? etc etc etc Lo primero sería comprobar SI LO PADECEN MÁS LOS EUROPEOS AUNQUE SEA EN ITALIA Y CUANTO ES EL NUMERO DE FUTBOLISTAS DE ESTE CONTINENTE EN SU LIGA... etc. :)"

Esto fue lo que publiqué, en su momento, casi tal cual: tan sólo he corregido, ahora (casi 12 años después), algunos errores tipográficos, ortográficos y poco más.

Espero que se entendiera en aquel momento, y actualmente.

Ahora (en el 2023) os dejo un resumen, transcripción del doctor de la televisión Argentina, del audio del video. Puede leerse en los siguientes fragmentos de texto (mis breves comentarios aparecen en paréntesis):

"En los últimos años han fallecido 39 jugadores y hay 6 o 7 más que tienen el problema y hay algunos que no lo están diciendo. La Esclerosis Lateral Amiotrófica es una enfermedad que se caracteriza por una degeneración de las células motoras, de las células que hacen al movimiento, que es progresiva y que no se conoce la causa.

Entonces se han hecho varias hipótesis de esta enfermedad. **Puede ser por el doping, los ciclistas no la tienen; puede ser por los golpes, los de rugby no la tienen; puede ser por los pesticidas, hay muchos otros que juegan en canchas (estadios) y que tampoco las tienen.**

O sea, cuando se trató de comparar con todos los otros deportes comparten alguna de las cosas que tienen los futbolistas y ninguna de estas cosas ha sido. No es hereditaria, no es contagiosa y en el fútbol se da 6 veces más que en el resto de la población.

En el fútbol italiano se da 6 veces más. Entonces, ¿cómo comienza? Vamos a ver la maldición de fútbol italiano. Es la degeneración progresiva de las células motoras, de la médula y del encéfalo. La médula espinal en la parte del nervio que está acá en la columna y el encéfalo es el cerebro.

Sería, con un poquito para atrás, la parte motora, la que afecta al músculo. Yo lo hice acá en este esquema para que ustedes lo vean (pone una imagen que yo ubico en el cuello y un poco más de la espalda). No afecta al funcionamiento mental ni los sentidos y provoca una parálisis muscular que es progresiva.

Esta es la enfermedad que estás teniendo. Stephen Hawkins es la persona más famosa del mundo que padece esta enfermedad y Roberto Fontana Rosa (jugador argentino), que toda la enfermedad se hizo más conocida en nuestro país porque la padecía en el fútbol.

Entonces empezaron a ver y lo asociaron con cosas que comían los habitantes de la isla de Guán y se dieron cuenta que comían poco de esas cosas.

Quienes comían determinados alimentos de la isla de Guán, los murciélagos. ¿Cuál fue la decisión de las autoridades, eliminar los murciélagos? Y cuando eliminaron los murciélagos disminuyó la esclerosis lateral amiotrófica. Pero no se sabe que otras plagas pueden aparecer porque los murciélagos como estamos viendo estos días se comieron a los mosquitos y formaron parte de la cadena alimentaria de varios alimentos. Es una enfermedad que no tiene cura pero se puede hacer retraso en la progresión, rehabilitación y apoyo al paciente y la familia.

O sea, se puede lograr una mejor calidad de vida cuando se detecta tempranamente. Hay medicamentos que están en experimentación. El tema es ponerse en manos de un buen neurólogo. (Ya sigue con la concienciación de los clubes de Futbol sobre este tema, etc., etc. etc.)."

Y ahora, en el 2023, busco sobre este tema de la isla de Guam y la ELA y encuentro lo siguiente:

La esclerosis lateral amiotrófica (ELA) es una enfermedad neurodegenerativa que afecta a las neuronas motoras, que son las células nerviosas que controlan los músculos. La enfermedad puede causar debilidad muscular, pérdida de movilidad y, finalmente, la muerte.

La ELA es una enfermedad rara que afecta a aproximadamente 5 de cada 100.000 personas en todo el mundo. Sin embargo, la incidencia de la ELA en la isla de Guam es mucho mayor que en el resto del mundo.

En Guam, la incidencia de la ELA es de aproximadamente 200 de cada 100.000 personas. Esto significa que la tasa de ELA en Guam es 40 veces mayor que en el resto del mundo.

La causa de la alta incidencia de la ELA en Guam no se conoce con certeza. Sin embargo, se cree que está relacionada con la dieta de los habitantes de la isla.

Los habitantes de Guam consumen grandes cantidades de carne de murciélago frugívoro, que es un portador de una neurotoxina llamada BMAA. La BMAA se cree que puede causar daño a las neuronas motoras, lo que puede conducir a la ELA.

La alta incidencia de la ELA en Guam ha sido un misterio durante muchos años. Sin embargo, la investigación reciente ha proporcionado nuevas pistas sobre la causa de esta enfermedad.

En 2011, un equipo de investigadores de la Universidad de California en Los Ángeles (UCLA) descubrió que la BMAA podía causar daño a las neuronas motoras en ratones. Los investigadores también descubrieron que la BMAA se acumula en el cerebro de las personas con ELA.

Estos hallazgos sugieren que la BMAA puede ser un factor causal de la ELA en Guam. Sin embargo, se necesita más investigación para confirmar esta hipótesis.

Además de la BMAA, otros factores ambientales también pueden contribuir a la alta incidencia de la ELA en Guam. Estos factores incluyen la exposición a pesticidas y la contaminación del aire.

La investigación sobre la ELA en Guam está en curso. Los investigadores están trabajando para comprender mejor la causa de la enfermedad y desarrollar nuevos tratamientos (o esto me dice la información recopilada a fecha de elaborar este libro –finales de 2023-).

La BMAA, o beta-metilamino-L-alanina, es una neurotoxina que se encuentra en las algas, las cianobacterias y los animales que se alimentan de ellas. Se cree que la BMAA puede causar daño a las neuronas motoras, lo que puede conducir a la esclerosis lateral amiotrófica (ELA). La BMAA es un aminoácido no proteinogénico, lo que significa que no es uno de los 20 aminoácidos que conforman **proteínas** en todos los organismos eucarióticos. Se cree que la BMAA se forma a partir de la cianobacteria microcystina.

La BMAA se ha encontrado en altas concentraciones en la carne de murciélago frugívoro, que es un alimento tradicional en la isla de Guam. Guam tiene una incidencia de ELA mucho mayor que el resto del mundo, y se cree que la BMAA puede ser un factor causal de esta alta incidencia.

Existe un estudio de 1993 que indica que la BMAA podría estar relacionada con la fibrosis muscular, aunque los mecanismos exactos aún son inciertos. En este estudio, se observó que la BMAA induce la formación de tejido fibroso en el intestino de ratas. Si bien este hallazgo sugiere un potencial vínculo entre la BMAA y la fibrosis muscular, se requieren más investigaciones para establecer una relación causal definitiva.

La fibrosis muscular es un proceso patológico que ocurre cuando el tejido muscular sano se reemplaza por tejido fibroso no funcional. Esto puede desencadenarse por diversas causas, como lesiones, infecciones, enfermedades neuromusculares o incluso el envejecimiento. La fibrosis muscular puede provocar debilidad muscular, dolor y pérdida de movilidad.

La investigación sobre la BMAA y sus efectos en el cuerpo humano aún está en desarrollo. Si bien se ha demostrado que esta neurotoxina causa daño a las neuronas motoras, aún no se ha establecido claramente su relación con la fibrosis muscular. Es necesario realizar estudios más amplios y específicos para determinar si la BMAA puede ser un factor contribuyente a la fibrosis muscular y comprender mejor los mecanismos involucrados.

En conclusión, **existe evidencia preliminar que sugiere una posible asociación entre la BMAA y la fibrosis muscular.**

También sería bueno recordar que existen las kayayo (mujeres canasta). Pero no hay demasiada información sobre que exista este uso, canasteras en la cabeza, en la isla de Guam... más bien se dice, o prolifera mayor información de las "mujeres canasta" o Kayayo, en Ghana.

Tengamos en cuenta que en los países subdesarrollados no hay, probablemente, diagnósticos de ELA (por lo menos no todos los que deberían) ya que a ser el Tercer Mundo no hay los servicios sanitarios deseados para la población (hospitales, médicos cualificados-expertos en ELA y demás relacionado con esta grave enfermedad). Por el contrario, la isla de Guam no está alejada de la mano de Dios, lo dicho, todo lo contrario: es toda una base militar norteamericana... donde seguro que cuenta con una gran e importante infraestructura en dicha isla, incluso de hospitales sofisticados; por lo que a mayor atención sanitaria = mayor probabilidades de diagnóstico acertado de ELA y así como con otras tantas enfermedades. Téngase esto muy en cuenta: "todo es -muy- relativo".

Lo dejamos aquí, de momento. Retomamos el tema, más concretamente el del Futbol (entre otros deportes), en el capítulo V.

CAPÍTULO IV

Estudio científico que pone de manifiesto el alto número de casos en deportistas profesionales y que refuerza mi teoría de las posibles causas

*"En España alrededor de 40.000 personas sufrirán esta enfermedad durante toda su vida, una tasa significativa a la que se suma el riesgo de padecerlo con la **práctica de deporte intenso y regular.** Así lo ha demostrado un nuevo estudio publicado en la revista **Journal of Neurology Neurosurgery & Psychiatry**, respaldando la idea de que un historial de ejercicio vigoroso puede aumentar el riesgo de desarrollar este raro trastorno neurológico en aquellas personas predispuestas a desarrollarla."*

No tengo el estudio original, publicado en **Journal of Neurology Neurosurgery & Psychiatry**, pero en un artículo de un medio generalista –casi- me sorprendió el siguiente titular: "El ejercicio intenso aumenta el riesgo de padecer esclerosis lateral amiotrófica".

Del referido artículo pertenece el entrecomillado con el que he comenzado este capítulo. Extraigo algunas partes más de la misma publicación:

"La investigación, realizada por miembros de un gran proyecto europeo que estudia la ELA, examinó a sujetos en Irlanda, Italia y los Países Bajos."

Y… *"**Posibles causas**

Este raro trastorno comienza a presentarse con rigidez y debilidad en los músculos, pero **avanza gradualmente** hasta el punto en que el cerebro ya no puede controlar el movimiento voluntario y los pacientes pierden la capacidad de comer, hablar, moverse y finalmente respirar.*

*Según los investigadores, a pesar de que la **actividad física ha demostrado otorgar protección** contra enfermedades* cardiovasculares, diabetes y diversos tipos de cáncer, también debería tenerse en cuenta el nivel de intensidad del mismo, dado que existiría como **desventaja añadida** el riesgo e sufrir enfermedades raras relacionadas con las motoneuronas, como es el caso de la ELA.

Los casos entre la población son relativamente raros, aunque es más común en el caso de los **atletas y deportistas de élite.** A raíz de esto, los investigadores comenzaron a estudiar su vínculo, el más famoso fue el del jugador de béisbol estadounidense **Lou Gehrig**, de ahí que la enfermedad también lleve su nombre. Pero la evidencia que relaciona la actividad física con el ELA no ha sido concluyente, y los autores del nuevo artículo sugieren que la razón principal es que los estudios se han establecido de manera diferente y han usado distintos métodos.

Sabiendo esto, los investigadores del Centro Médico de la Universidad de Utrecht -Holanda-, dirigidos por el profesor Leonard van den Berg, del Departamento de Neurología, compararon el estilo de vida de **1.557 individuos diagnosticado de ELA en Europa con 2.922 individuos sanos.**

Según sus hallazgos, las personas diagnosticadas con ELA tenían más probabilidades de haber participado en ejercicios intensos. De hecho, los individuos que hacían **más ejercicio** tenían hasta un **26% más de riesgo** de desarrollar este tipo de enfermedad en comparación a las personas menos activas. Según van den Berg, existía una asociación linea: a mayor cantidad de ejercicio más riesgo.

El análisis del conjunto completo de casos mostró que la actividad física de por vida en horas de trabajo estaba relacionada con un a**umento del 7% en el riesgo de ELA y un aumento del 6% en el riesgo con actividad física en el tiempo libre."**

Nota: la letra negrita del entrecomillado pertenece al artículo, yo -esta vez- no he resaltado nada.

Publicado el 12 Junio, 2021, en diariodesevilla.es.

Pues casi en plena pandemia, por lo que deduzco que el estudio original debe ser, como muy tarde, del 2019.

He dicho antes: "–casi- me sorprendió el siguiente titular", porque ya lo sabía… de ahí el "casi"; pero me sorprendió que apareciera, tal cual, el titular "El ejercicio intenso aumenta el riesgo de padecer esclerosis lateral amiotrófica"… refiriendo a un estudio científico…

Cuando encontré este artículo y lo leí (2021), vi un paso dado, científicamente hablando, a través de un estudio riguroso y me recordó a lo que yo había publicado, antes visto en el capítulo III, en una red social (improvisadamente… desde lo que me dictó la lógica). Es cierto que ya en aquella fecha, 2011, habían estudios (u observaciones) que tenían en cuenta el tema del deporte (sólo, al parecer, en futbolistas): tema que despistaba a la comunidad científica de entonces (por lo menos al doctor argentino que hizo la presentación, hablando de la ELA en un canal de televisión de su país, de un modo de total sorpresa para los investigadores científicos al no encontrar ningún denominador común o algo que lo relacionara con la actividad física -otros deportes- de alto rendimiento).

En el estudio, publicado en la revista científica *Journal of Neurology Neurosurgery & Psychiatry*, que se hizo eco el diariodesevilla.es, tiene en cuenta el ejercicio físico en distintos deportes (no sólo en el futbol), ampliando así el abanico poblacional del mundo del deporte y en comparativa con el resto de la población que no pertenecemos al deporte de élite. Se puede decir que, al fin, un estudio científico más completo (no sólo en futbolistas)… de lo que había hasta la fecha, y que ya deberían haber habido –muchos más- desde hace un tiempo para, huelga decirlo, ayudar a encontrar una solución a la ELA. Pero, ahí va la preocupación (para el Mundo) de este tema, poco a poco. Y los datos que se muestran, en el referido estudio, evidencian que son como para que tomemos conciencia sobre este asunto, algo tardío ya, para más estudios y cuantos más exhaustivos mejor (obviamente).

Nota: por lo que ya hemos leído en este libro sabemos que hay más estudios al respecto (ELA y mundo del deporte) entre el 2012 hasta la fecha (2023), pero solamente me percaté (casualmente, y lo guardé) del aquí mencionado (en este capítulo) durante los últimos 12 años. Los demás los he ido encontrando, actualmente, al confeccionar este libro: por lo tanto, los desconocía.

CAPÍTULO V

Últimas pesquisas (más apuntes y consideraciones mías que deberían conocer los estudiosos y expertos en ELA) realizadas durante la creación de este libro

Después de lo descrito en los capítulos anteriores, veamos que he ido encontrando (apresuradamente) para aportar sobre qué podría evitar (enfocado a lo que se le denomina Medicina Preventiva) el padecer ELA a través de datos (sería mucho llamarle estadísticas, pues apenas hay): lanzando premisas para cotejar entre varios deportes donde en unos habrá, al parecer –según podremos comprobar en lo que a continuación se muestra-, mayor riesgo de sufrir ELA que en otros.

· Técnicas de entrenamiento del cuello para conductores de Fórmula Uno: un análisis de estrategias y enfoques.

La Fórmula Uno es uno de los deportes más exigentes físicamente del mundo, en el que los conductores experimentan fuerzas G extremas e impactos a alta velocidad durante las carreras. En consecuencia, no es raro que los pilotos de Fórmula Uno sufran lesiones en el cuello como resultado de estas fuerzas.

La fuerza y la resistencia del cuello son cruciales para que los conductores soporten ciertos esfuerzos perjudiciales para su salud en general y el pilotaje (durante la competición) en particular. Por estas razones las técnicas de preparación para fortalecer el cuello, en previsión de diversos daños, se han convertido en un aspecto esencial de su régimen de entrenamiento.

A continuación se analiza (resumidamente) las diversas técnicas de entrenamiento del cuello utilizadas por los pilotos de Fórmula Uno y su eficacia en la **prevención** y recuperación de lesiones en el cuello.

Aunque esta información, aquí recogida, habla de prevención de lesiones (más en lo físico o físicamente) también tiene en cuenta ejercicios enfocados a la resistencia del sufrimiento en el cuello, en la tarea de pilotaje, por la fuerza G. Prosigamos…

Por lo que, al mismo tiempo, en los siguientes apuntes se aborda y explora las lesiones de cuello más comunes que sufren los pilotos y cómo la fuerza y la resistencia del cuello afectan a su rendimiento en la Fórmula Uno.

Al examinar estos factores, esta –leve- investigación pretende proporcionar información sobre la importancia de las técnicas de entrenamiento del cuello para los pilotos de Fórmula Uno y su impacto en el rendimiento y la seguridad.

Técnicas de entrenamiento del cuello para pilotos de Fórmula Uno:

¿Cuáles son las lesiones de cuello más comunes que sufren los pilotos de Fórmula Uno?

En el mundo de alta velocidad de la Fórmula Uno, los conductores están expuestos a un estrés físico significativo, incluidas altas fuerzas G, vibraciones constantes y peso de la cabeza y, también, del casco. **Estas fuerzas pueden causar estragos en los músculos del cuello del conductor y provocar lesiones. Por lo tanto, los pilotos de Fórmula Uno necesitan fortalecer los músculos del cuello para resistir estas fuerzas y prevenir lesiones** [1].

Los métodos de entrenamiento de los músculos del cuello de los pilotos de F1 incluyen diversos ejercicios y aparatos específicos en sus equipos.

Algunos conductores utilizan bandas elásticas para fortalecer el cuello, mientras que otros colocan pesas en la cabeza o en el casco [2][3]. Para desarrollar y mantener la fuerza del cuello, los pilotos de Fórmula 1 incorporan una variedad de ejercicios en su régimen de entrenamiento.

Uno de esos ejercicios consiste en tumbarse boca arriba y girar la cabeza lentamente de izquierda a derecha, con el objetivo de realizar 75 repeticiones antes de realizar el mismo ejercicio pero hacia delante (de frente) [4].

Algunos entrenadores incluso utilizan equipos (aparatos) especializados diseñados para trabajar los músculos del cuello desde todos los ángulos, aunque pueda parecer doloroso y extraño [5].

Al incorporar estos métodos de entrenamiento a su rutina, los pilotos de Fórmula Uno pueden ayudar a prevenir lesiones en el cuello y mejorar su rendimiento general en la pista.

¿Cómo afecta la fuerza y la resistencia del cuello al rendimiento de un piloto en la Fórmula Uno? Los pilotos de Fórmula Uno (F1) necesitan tener un cuello fuerte y resistencia para rendir de manera óptima en la pista.

Los métodos de entrenamiento del cuello para los pilotos de F1 varían e incluyen bandas elásticas, pesas sujetas a la cabeza y cascos sujetos a poleas que tiran del cuello desde diferentes ángulos (tal como ya hemos mencionado y en otros estudios también se recogen dichas técnicas de preparación) [1][2][6]. Además, algunos entrenadores utilizan cascos conductor, que están sujetos a un cable con peso, para entrenar el cuello y apuntarlo desde todos los ángulos (insisto de nuevo en ello, y lo extraigo de otro estudio más) [3]. Para desarrollar y mantener la fuerza del cuello, los pilotos de F1 incorporan una variedad de ejercicios en su régimen de entrenamiento, incluido levantar la cabeza y girarla lentamente de izquierda a derecha (sigo insistiendo y extraigo de otro estudio más) [4].

El entrenamiento del cuello puede ser doloroso e incómodo, como se ve con el uso de equipos de tortura (así lo refiere el estudio que se indica a continuación) por parte de algunos conductores durante sus entrenamientos [5]. Es esencial que los pilotos de F1 tengan un cuello fuerte, ya que los giros a alta velocidad y las fuerzas generadas por el coche pueden causar una tensión significativa en los músculos del cuello. Un cuello débil puede provocar fatiga, malestar y reducción de la concentración, lo que en última instancia puede afectar el rendimiento del conductor en la pista (y, muy probablemente, gracias a esta serie de ejercicios mencionados, e incluso he repetido/insistido, se libren –de una forma indirecta o totalmente directa- de padecer ELA: es decir, obtienen una protección añadida ante un problema grave de salud como es la Esclerosis Lateral Amiotrófica sin haberlo previsto). Por lo tanto, los pilotos de F1 deben someterse a un entrenamiento y acondicionamiento regular del cuello para garantizar que puedan mantener la concentración y rendir al máximo. Lo dicho (vuelvo a reiterar): que debido a tales exhaustivos ejercicios del cuello se protegen, muy probablemente, para no enfermar de ELA incluso sin haberlo tenido en cuenta.

Los pilotos de Fórmula Uno utilizan una variedad de técnicas de entrenamiento del cuello para prepararse para las inmensas fuerzas que se experimentan durante las carreras, particularmente en las curvas [6]. Para ello, utilizan equipos especializados como máquinas para fortalecer el cuello y bandas elásticas (como ya se ha dicho y se insiste otra vez en esto para que se tenga en cuenta), así como entrenamiento de resistencia, levantamiento de pesas y, además, ejercicios cardiovasculares para fortalecer los músculos del cuello (recuperado de otro estudio) [6]. Uno de los ejemplos más significativos en este sentido es el de Lewis Hamilton, que ha fortalecido los músculos de su cuello para combatir la presión de hasta 8 G de aceleración [6]. El entrenamiento del cuello de Hamilton ha sido tan efectivo que incluso tuvo que aumentar el tamaño de su cuello de

14 a 18 pulgadas [6]. Las técnicas de entrenamiento del cuello empleadas (no me canso de insistir) por los pilotos de Fórmula Uno tienen como objetivo fortalecer los músculos del cuello y mejorar su capacidad para soportar curvas de alta velocidad, lo que puede generar una tensión tremenda en el cuello. Como resultado, los conductores practican diversos ejercicios para el cuello para prepararse para las exigencias físicas de las carreras al más alto nivel.

Además, si bien estos apuntes (o recopilación de información rápida) proporciona someros datos y pinceladas técnicas (pero entiendo que valioso testimonio a tener –probablemente- muy en cuenta, o eso estoy sugiriendo, por los expertos en ELA) sobre las estrategias de entrenamiento del cuello empleadas por los pilotos de F1, no proporciona un análisis exhaustivo (pues tampoco he podido tener acceso a ello) de todos los métodos de entrenamiento utilizados de los corredores en grandes competiciones de automovilismo.

Investigaciones futuras podrían explorar otros métodos de entrenamiento (supongo) que no han sido examinados en este resumen. En general, lo aquí expuesto resalta la importancia del entrenamiento del cuello para los conductores de Fórmula Uno y sugieren (según hasta he podido indagar) que se necesitaría más investigación (cuanto más mejor) para optimizar sus programas de entrenamiento.

REFERENCIAS

1. *F1 Neck Training: Why Drivers Need To Strengthen Their ....* (n.d.) Recuperado October 23, 2023, de www.iron-neck.com

2. *Neck-training with Daniel Ricciardo : r/formula1.* (n.d.) Recuperado October 23, 2023, de www.reddit.com

3. *F1 neck training: Why do drivers have thick necks?.* (n.d.) Recuperado October 23, 2023, de www.sportskeeda.com

4. *F1 fitness workout: Daniel Ricciardo's training routine*. (n.d.)
    Recuperado October 23, 2023, de www.redbull.com/gb-
    en/f1-fitness-workouts-daniel-ricciardo
5. *F1 Star Max Verstappen's Bizarre Neck Exercise Is
    Actually ....* (n.d.) Recuperado October 23, 2023, de
    www.dmarge.com
6. *How do F1 drivers train their necks?*. (n.d.) Recuperado
    October 23, 2023, de www.quora.com/How-do-F1-drivers-
    train-their-necks

Pero, ¿si estimo que en un futuro habrá más desarrollo e incluso me atrevo a decir que habría que desarrollar más estas técnicas... qué podría decir sobre otros deportes que ni por asomo se acercan a la preparación del cuello de los pilotos de Fórmula 1?

¿Que en los demás deportes no exigen tal preparación? ¡A saber!: pero al parecer todo indica que no. Y si en muchos otros deportes (que tenga un esfuerzo el cuello y cabeza) sí lo hubieran contemplado quizá no estaríamos ante un número de casos de ELA tan desbocado en comparación con las profesionales de la Fórmula 1 que, al parecer, no hay ni un caso en su historia.

Tal vez (o sin tal vez) a los pilotos de F1 le haya salvado de padecer ELA por fortalecer el cuello, en prevención para otras lesiones... es decir: de un modo no buscado (sin contemplarlo directamente) se hayan librado de sufrir ELA gracias a estos duros entrenamientos, algunos descritos aquí, en su rutina de preparación.

Ya que estamos sobre este tema, de la fuerza G, leamos el siguiente fragmento (que encontré mientras buscaba información al respecto) del diario La Nación (publicado el 12 de agosto del 2009). Léase:

"Las piernas se esfuerzan sobre la bicicleta. Al pedalear a fondo se siente el aire en el rostro. A gran velocidad, se

intenta doblar hacia la derecha. El cuerpo se inclina hacia ese costado para contrarrestar la fuerza que se siente arriba del asiento, que parece empujar hacia la izquierda. Esa sensación de seguir hacia el lado contrario al que se dobla es la Fuerza G. Por supuesto que a una escala ínfima, pero el principio es el mismo. Algo similar sucede si, con la bicicleta a fondo, se frena bruscamente. El cuerpo tiende a ser catapultado por encima del manubrio (manillar diríamos en España). Las unidades de Fuerza G que se experimentan en una curva de un circuito con los automóviles de la máxima categoría demandan una preparación física especial, que no todos son capaces de soportar.

¿Qué es la Fuerza G? Si bien los ejemplos de la bicicleta o de las curvas en la F.1 son habituales (por experiencia propia o por TV), esa medición determina la aceleración, o, en su defecto, la desaceleración de un objeto. Y se toma un G como la aceleración similar a la que produce la gravedad en el planeta tierra. Algo así como 9,80 metros por segundo al cuadrado."

Y seguimos leyendo, del mismo artículo, lo siguiente:

"Uno de los puntos más débiles de los pilotos es, sin duda, el cuello. Esa zona del cuerpo debe soportar el peso de la cabeza más el del casco. Ese elemento de seguridad pesa, aproximadamente, 1400 gramos, mientras que la Federación Internacional del Automóvil (FIA) prohíbe que el casco supere 1,8 kilos.

Y pese a la fragilidad, hasta hace siete años (2001), en la F.1, el cuello era la zona con menor protección. El cuerpo está ajustado con el cinturón de seguridad y la cabeza, dentro del casco. Para el cuello, se desarrolló el sistema HANS (Head and Neck Support, o soporte para la cabeza y el cuello). Es una suerte de cinturón de seguridad que se ajusta al casco y así la cabeza no produce el denominado "efecto látigo", que produce lesiones cervicales, que por lo general tiene derivaciones mortales. Es obligatorio en la F.1 y en la

Argentina, la primera categoría que lo usó también de forma imperativa fue el TC 2000."

Y otro fragmento más del mismo artículo, para seguir conformando una idea más precisa en lo que estamos ahondando:

"¿Cuánto es 1 G? Si se transita en un automóvil que pueda acelerar 35 km/h por segundo, el cuerpo experimentará 1 G. Los coches de Fórmula 1 son capaces de doblar a gran velocidad gracias a su desarrollo aerodinámico, que permite mantener el auto sujeto contra el piso y mantener una gran aceleración."

Ahora cambiamos a otro artículo más reciente (19 de junio de 2023) pero del mismo medio (La Nación), tan sólo un par de párrafos. Leámoslos:

"De la misma manera que ocurre con profesionales como los astronautas o pilotos de combate militar, los corredores de Fórmula 1 experimentan una fuerza o aceleración de muchas "g" cuando frenan, aceleran o cambian de dirección de manejo. Es por esta razón que si se los mira atentamente uno se percatará de que sus cuellos son más gruesos que los de un ciudadano promedio. Esto tiene que ver con que al soportar las enormes fuerzas g en sus cuerpos durante las carreras, el cuello se convierte en una de las partes del cuerpo más vulnerables y que mayor presión sostiene. Por ende, es indispensable que los conductores entrenen sus cuellos para soportar cualquier tipo de impacto cuando conducen.

¿Qué es la fuerza G? Según la Universidad de Cambridge esta es una fuerza que provoca una sensación de presión que empuja el cuerpo de una persona hacia atrás, cuando este se está moviendo muy rápido o con velocidad hacia adelante. También es descripta técnicamente como la unidad que mide la tensión de *inercia en un cuerpo bajo una aceleración rápida. Se trata de un efecto similar al que se siente cuando se está encima de una montaña rusa y se desciende por la misma rápidamente."*

Sé que hay estudios científicos al respecto, pero falta tener acceso a ellos, y que doctores tiene la Ciencia (no sólo la Iglesia) y físicos y matemáticos ya se ocupan de comprobar –o ya han demostrado- todo lo dicho aquí: yo solamente aporto información somera, aunque rigurosa (porque remite a estudios e instituciones), para dar, de una forma rápida en mi búsqueda, información válida.

Prosigamos. Ahora, conozcamos el cómo es (breve pincelada) el entrenamiento de cuello de los pilotos aeroespaciales

El entrenamiento del cuello es una parte esencial en la preparación de los pilotos y astronautas que se dedican al campo de la aviación y la aeroespacial. El cuello es una de las áreas del cuerpo que más se ve sometida a tensión y estrés durante vuelos prolongados y misiones espaciales, por lo que su fortalecimiento y cuidado son fundamentales para garantizar la seguridad y rendimiento de estos profesionales. Los pilotos y astronautas pasan largas horas en el aire, ya sea pilotando aviones o en misiones de exploración espacial. Durante estos periodos, el cuello debe soportar la fuerza de la gravedad, los movimientos bruscos de la aeronave y las vibraciones generadas por el motor. Además, durante las actividades extravehiculares realizadas por los astronautas, el cuello se ve sometido a la ausencia de gravedad, lo que puede generar una falta de estabilidad y control.

Para garantizar la salud y el buen funcionamiento del cuello, se diseñan programas de entrenamiento específicos que abarcan ejercicios de fortalecimiento, flexibilidad y resistencia. Estos programas se adaptan tanto a las necesidades individuales de los pilotos y astronautas, como a las exigencias propias de cada tipo de misión o aeronave.

El entrenamiento del cuello se enfoca en fortalecer los músculos cervicales, aumentar la movilidad y flexibilidad, así como promover una correcta postura y estabilidad. Para ello, se utilizan diferentes técnicas y ejercicios, como la tracción cervical, el estiramiento de los músculos del cuello, la rotación y movimientos laterales.

Y sin más demora, ya, la ELA y el FUTBOL originario del Reino Unido:

Leamos el siguiente entrecomillado:

*"Lipton et al. (2013) afirman que **un jugador de fútbol puede cabecear el balón alrededor de doce veces por cada partido, y en una práctica hasta treinta veces, llegando a cabecear hasta por cinco mil cuatrocientas veces en un año de su carrera deportiva.**"*

Fuente: *Concussion: El daño cerebral adquirido en la práctica deportiva. Por Carlos Alberto Ramos Galarza: PhD en Psicología. Neuropsicólogo Clínico. Escuela de Psicología. Universidad Internacional SEK Ecuador.*

Dicho estudio, del señor Ramos Galarza, versa sobre un tema distinto al que nos trae aquí: es sobre las lesiones ocasionadas en la cabeza (daños cerebrales) en distintos deportes, basado en el famoso estudio llevado al cine en la "película Concussion, o La verdad duele como se titula en español. Se inicia describiendo el proceso que siguió el Dr. Omalu, personaje principal del film, para explicar a la comunidad científica y deportiva un síndrome denominado encefalopatía traumática crónica.", señala en su introducción D. Carlos Alberto Ramos Galarza.

Yo tan sólo he extraído el dato que recupera y esgrime su estudio (resaltado en negrita... en un párrafo anterior).

Y si al parecer un futbolista cabecea en **una práctica (entrenamiento) hasta treinta veces,** pues, tal vez, sería mucha práctica: ¿camino de excesivo como para ser altamente candidato para padecer ELA? Sobre todo si en un solo año profesional (temporada) realiza un futbolista **cinco mil cuatrocientas veces la acción de cabecear.** ¿Probablemente sería un firme aspirante, irreversiblemente, para que muchos futbolistas enfermen de ELA? ¿Nos remitimos a los hechos/números de pacientes con ELA en el futbol? No es 'cuestión' de aseverar, pero sí de cuestionar.

Bueno, ya vamos obteniendo datos (dije que me basaría en la estadística al comienzo de este libro: si la hubiera, que hay poca, al parecer, en el mundo del Futbol sobre el tema que nos ocupa). Y también dije que utilizaría la lógica (y la estoy utilizando, que de ésta sí hay bastante –por lo menos en este libro-), y a esta altura del partido (como se suele decir, y sin ánimo de frivolizar en un asunto tan serio pero sin más remedio que ironizar por tanta evidencia), quizá sería buen momento para que se use, por parte del señor lector y/o la comunidad científica, el sentido común: que es la base de la lógica de todo ser humano.

Pero el sentido común no nos sirve, diría un altivo docto en la disciplina de la investigación, para que sea determinante científicamente hablando… pero, muy probablemente, sí (el utilizar el sentido común) para tomar el camino correcto de toda investigación: y no tomar sendas, cuando menos, de ovillos para que en infinitos desvíos se adentren.

Y digo que "muy probablemente" sí nos valga el sentido común, porque deberíamos recordar (todos, sin excepción) que **investigación** proviene, o está conformada, de dos vocablos del latín: "in" que significa **hacia** y "vestigium" que **significa huella o pista. Por lo que "investigación" sería hacia la huella, o hacia la pista, o seguir la huella o la pista.** A ser posible (la pista) adecuada, añado.

Y después de esta reflexión (en voz alta), sigamos con más datos sobre el entrenamiento de cabeceo futbolístico.

Vayamos con algo que he recopilado...

Los cabeceos en el fútbol generan fuerzas G significativas, que son una medida de la aceleración. Las fuerzas lineales se miden en valores de gravedad (G), y se han medido golpes en varios deportes de hasta 150 G donde la persona no ha sufrido daños graves [1,2].

La cantidad de fuerzas G que experimenta el cuerpo no determina la gravedad de una lesión; la dirección y la duración de las fuerzas G también son importantes [1]. En el fútbol, las fuerzas G afectan a los jugadores de manera diferente, y las altas fuerzas G pueden causar estragos en los cerebros de los jugadores. **La capacidad de un músculo para desarrollar fuerza depende de varios factores, como la posición inicial, la velocidad de contracción y la longitud del músculo** [3].

Como se puede observar, fácilmente, esta recopilación está extraído de estudios, o artículos, que hacen referencia a lesiones, principalmente, cerebrales en la práctica del futbol: concretamente en el cabeceo.

REFERENCIAS

1   https://bo-storelli.glopalstore.com/blogs/the-storelli-blog/forces-soccer-concussions

2 https://www.futbolmundial.com/2021/07/11/los-danos-de-cabecear-el-balon/

3
https://www.memoria.fahce.unlp.edu.ar/tesis/te.1205/te.1205.pdf

Este último referido, el tercero, es muy pero que muy interesante. Leamos el apartado de Conclusiones de dicho estudio:

"Las características fisiológicas de los jugadores de fútbol y las respuestas al juego indican que durante la competencia se impone una combinación de demandas sobre los futbolistas. Las fases criticas de un jugador están representadas por los esfuerzos anaeróbicos, pero estos están superpuestos con muchas actividades aeróbicas submáximas. Si bien las consideraciones fisiológicas ocupan un lugar en la preparación taxonómica para la competencia, el rendimiento depende de la calidad técnica del jugador y las tácticas de equipo.

Las **respuestas fisiológicas al juego del fútbol indican intensidades moderadas a altas, respuestas anaeróbicas elevadas e intervaladas y la reducción en las reservas de glucógeno muscular** *hacia el final del partido.*

El vo2 máximo no es determinante para el fútbol, si lo son los factores musculares y metabólicos del vo2 máximo.

Los esfuerzos intermitentes son fundamentales en el fútbol ya que se aprecia una alternancia de variaciones de Intensidad, Duración, Cinética y Cinemática de las acciones musculares.

La falta de glucógeno muscular representa ser un factor muy importante para la fatiga en los ejercicios intermitentes prolongados y/o competitivos.

La fatiga del futbolista es multifactorial y compleja, correspondiéndose a la **acumulación de potasio en el intersticio muscular, provocando disminución en los niveles de fuerza y disturbios neuromusculares específicos.**

En el fútbol el estrés (carga) mecánico es más importante que el fisiológico."

Interesante, ¿no? He señalado en negrita algunos fragmentos de las Conclusiones del estudio referido... por si sirviera. Aunque estoy convencido que da qué pensar.

Pero volviendo a la fuerza G en el cabeceo de los futbolistas, he recabado algo más de información y he llegado a las siguientes conclusiones...

La fuerza G del cabeceo de un futbolista puede variar según la velocidad del balón, la fuerza del jugador y el ángulo del impacto. En general, la fuerza G puede podría ser de entre 2 y 5 G. Aunque hemos leído antes valores de hasta 150 G: una auténtica bestialidad, si lo comparamos con la fuerza G que sufren los pilotos de fórmula 1; no olvidemos lo dicho páginas atrás sobre "Lewis Hamilton, que ha fortalecido los músculos de su cuello para combatir la presión de hasta 8 G de aceleración...".

Deduzco que la fuerza G puede ser aún mayor en cabeceos de alta velocidad o en cabeceos que impactan en un ángulo agudo.

Por ejemplo, un cabeceo de un balón que viaja a 20 metros por segundo (72 kilómetros por hora) puede generar una fuerza G de hasta 5 G. Un cabeceo que impacta en un ángulo de 90 grados puede generar una fuerza G aún mayor.

La fuerza G puede causar una serie de lesiones en la cabeza, como conmociones cerebrales, lesiones en la columna vertebral y lesiones en los ojos.

Aquí hay algunos consejos (según he encontrado) para reducir la fuerza G del cabeceo:

- Mantén la cabeza recta y alineada con la columna vertebral.

- Usa la frente o la parte superior de la cabeza para golpear el balón.

- No cabecees el balón con demasiada fuerza.

- **Si el balón está viajando a alta velocidad, intenta desviarlo en lugar de golpearlo directamente (aunque ese movimiento de 'evasión' tal vez pudiera ser incluso más perjudicial por no golpear el balón y hacer un movimiento entre el aire y un objeto de roce con fuerte velocidad).**

Bueno, la pregunta es (en este instante): ¿hay algún físico leyendo este libro que pueda calcular todo esto? Alguno habrá, lea o no este libro: habría que consultar a los expertos físicos sobre este tema en concreto del cabeceo al balón por futbolistas.

Pero me he quedado con la mención, anteriormente, del **"glucógeno"** e indago algo y encuentro que la glucogenosis es un grupo de enfermedades metabólicas hereditarias que involucran un trastorno en el metabolismo del glucógeno.

El glucógeno es una forma de almacenamiento de glucosa que se encuentra principalmente en el hígado y los músculos. Si bien el glucógeno muscular se utiliza como fuente de energía durante la contracción muscular, su acumulación anormal en ciertos tipos de glucogenosis puede provocar debilidad muscular y otros síntomas. Por ejemplo, en la glucogenosis tipo III, la acumulación de glucógeno en el músculo puede causar debilidad muscular o intolerancia al ejercicio. Sin embargo, la relación exacta entre la acumulación de glucógeno en los músculos y los síntomas musculares puede variar según el tipo específico de glucogenosis [1,2].

REFERENCIAS

1
https://accessmedicina.mhmedical.com/content.aspx?boo
kid=1814&sectionid=127362923

Muy interesante este estudio, búsquenlo y léanlo.

2 https://www.glucogenosis.org/glucogenosis/tipo-i/

Y de lo recién leído voy a destacar "grupo de enfermedades metabólicas hereditarias·, ajá... luego, en el capítulo VI, nos detendremos el cómo se puede activar, al parecer, un gen de una forma viciosa, o redundante. Y se supone hereditaria la mutación de un Gen, ¿no? Por lo menos en los siguientes casos:

La glucogenosis es un grupo de enfermedades hereditarias causadas por mutaciones genéticas específicas. Por ejemplo, la glucogenosis tipo III, también conocida como enfermedad de Cori, es causada por variantes genéticas del gen AGL, que es responsable de la actividad de la enzima desramificadora de glucógeno 1. Asimismo, la glucogenosis tipo I, también conocida como enfermedad de Von Gierke, está causada por la acumulación de glucógeno en las células del organismo debido a mutaciones en los genes G6PC y SLC37A4, que inhiben la descomposición eficaz de la glucosa 6-fosfato 2. Estas mutaciones genéticas provocan deficiencia enzimática o alteraciones en el metabolismo del glucógeno, **lo que conduce a la acumulación anormal de glucógeno en diferentes tejidos** y a los síntomas característicos de la enfermedad.

REFERENCIAS

1 https://www.glucogenosis.org/glucogenosis/tipo-iii/

2 https://www.ivami.com/es/pruebas-geneticas-mutaciones-de-genes-humanos-enfermedades-neoplasias-y-farmacogenetica/1352-pruebas-geneticas-glucogenosis-tipo-ia-y-ib-gsd1-enfermedad-de-von-gierke-glycogen-storage-disease-type-ia-and-ib-genes-i-g6pc-i-y-i-slc37a4-i

E insisto de nuevo: en el capítulo VI veremos mi hipótesis, e información encontrada, sobre cómo puede mutar un Gen debido a una especie, o forma, de círculo vicioso motivado por una concatenación de diversas circunstancias.

Pero ahora vemos cómo es el entrenamiento del cabeceo de un futbolista, pues básicamente lo podríamos resumir de este modo:

Un futbolista cabeceando es un movimiento en el que un jugador de fútbol golpea el balón con la cabeza. Se usa para marcar goles, despejar el balón y pasar el balón a otros jugadores.

Para cabecear el balón, un jugador debe tener una buena postura. El jugador debe estar, al parecer, de pie con los pies separados al ancho de los hombros y las rodillas ligeramente flexionadas. El jugador **debe extender el cuello y la cabeza** hacia el balón. El jugador debe golpear el balón con la frente o la parte superior de la cabeza.

Los jugadores de fútbol deben practicar el remate de cabeza para mejorar su técnica. Pueden practicar con un compañero, un entrenador o una pared.

Ahora veamos algunas imágenes, creadas con Inteligencia Artificial (con sólo decirle que nos dibujara un jugador de futbol cabeceando):

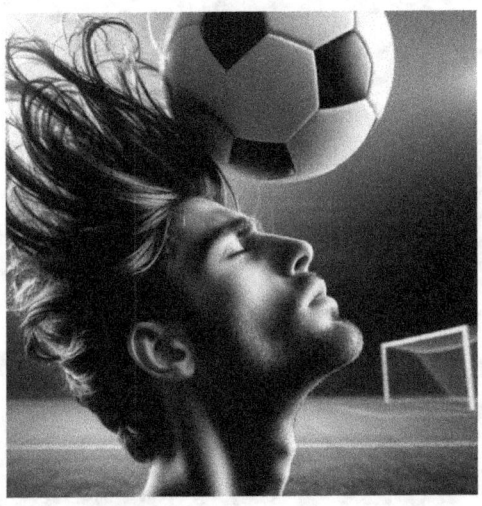

Bueno, no está mal. Quizá le falta realismo: aunque fijémonos el cómo tiene el cuello (y sin mencionarle el cuello a la IA). Ahora esta otra:

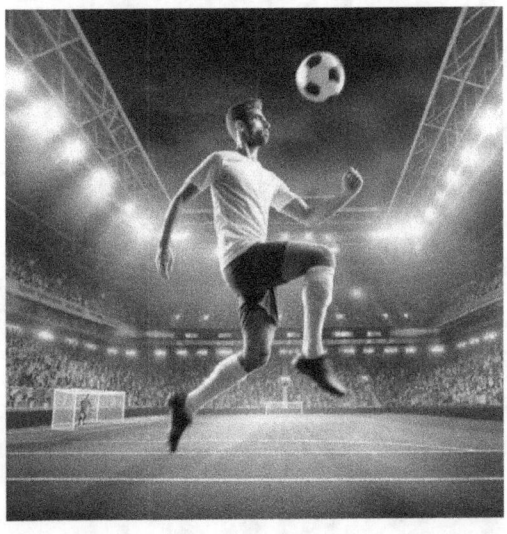

Esta imagen es medio bonita, pero no nos expresa mucha fidelidad al cabeceo. Veamos la siguiente:

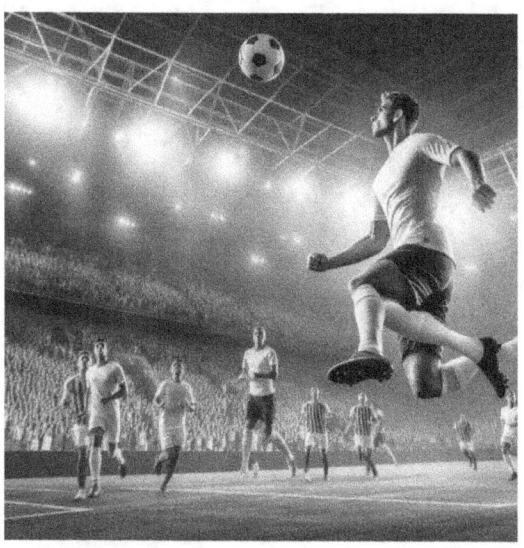

En esta ya refleja cierta tensión del jugador suspendido en el aire, ¿no? Aunque tal vez el cuello está muy vertical, como la cabeza... probablemente debería estar algo más inclinada hacia atrás para rematar con cierta fuerza.

Dejamos, de momento, las imágenes realizadas con Inteligencia Artificial (IA) y recupero algunas de jugadores (jóvenes en entrenamientos) reales. Nota: he procurado dejar sólo la silueta para que no sean identificados los jugadores, son imágenes extraídos de videos que podemos encontrar en internet (espero no meterme en ningún problema de copyright o algo parecido, si no... mala suerte, pero creo que estos ejemplos, sin afán de criminalizar el deporte, ni mucho menos el futbol, merece la pena que se vean). A continuación, las siguientes imágenes...

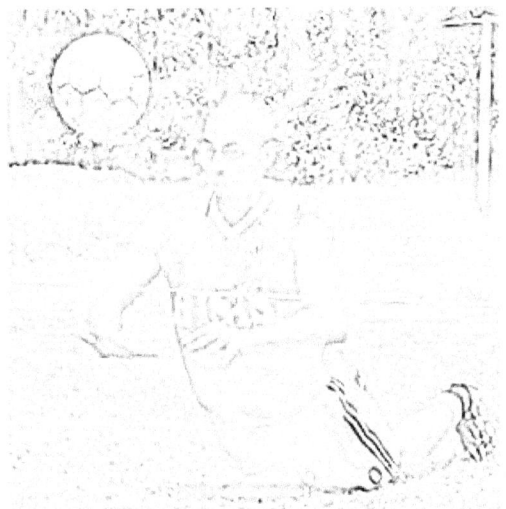

Pierde nitidez, por lo dicho antes (guardar el anonimato del jugador), pero nos hacemos más que una idea. Este es uno de los ejercicios: el jugador tumbado en el suelo se alza para alcanzar el balón que le envía un compañero con las manos. Esfuerzo notable que debe hacer el cuerpo de un jugador para este ejercicio en concreto... no sólo cuello, brazos y cabeza. Ahora otra imagen:

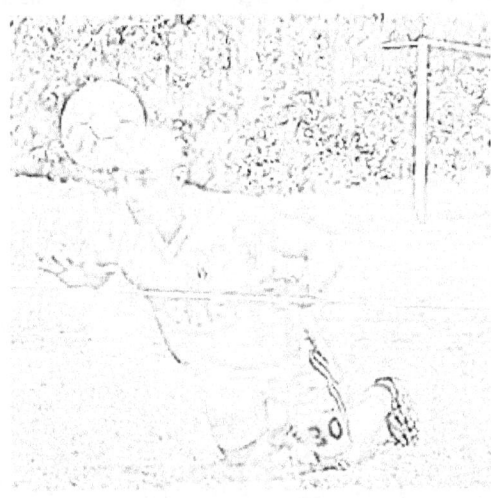

Evidentemente esta imagen es parte del mismo video: secuencia donde ya el jugador ha golpeado el balón y sale expulsado de su cabeza (se produce el cabeceo).

Sigamos con más imágenes:

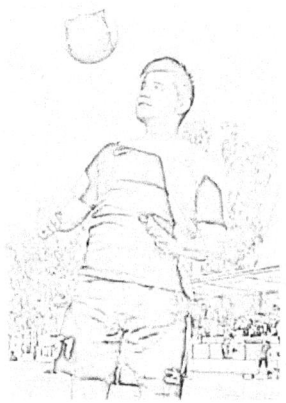

La recién vista (arriba) es la de un jugador de pie esperando el balón para ser golpeado con la cabeza. Y otra instantánea más:

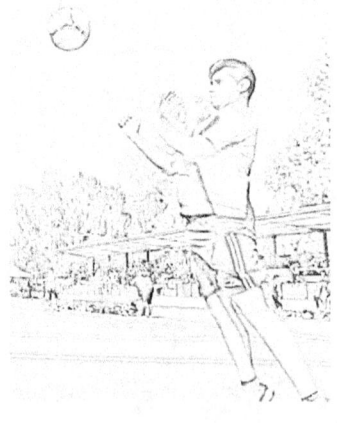

Jugador también esperando recibir el balón para ser golpeado, esta vez suspendido en el aire. En algunos videos se escucha decir al entrenador "con violencia" para la fuerza del remate.

Y una vez golpeado el balón por el mismo jugador de la imagen anterior, así es como sale impulsado la pelota y queda el cuerpo (véase la instantánea como ejemplo) de este futbolista...

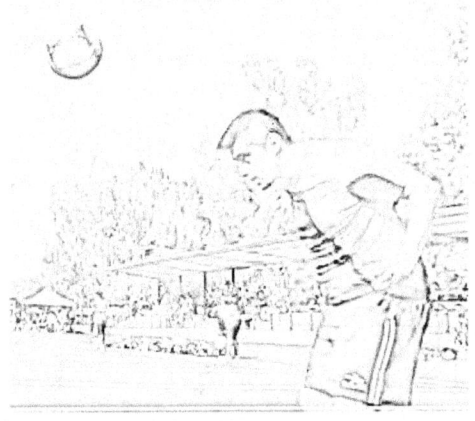

Más imágenes (saltando en espera del balón):

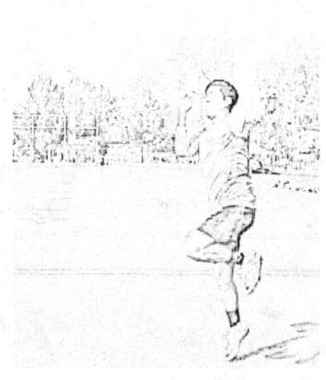

Aquí el mismo jugador, de la imagen anterior, ya golpeado el esférico (aún suspendido en el aire y con una posición de auténtico contorsionista ya enviando el disparo hacia otra dirección)...

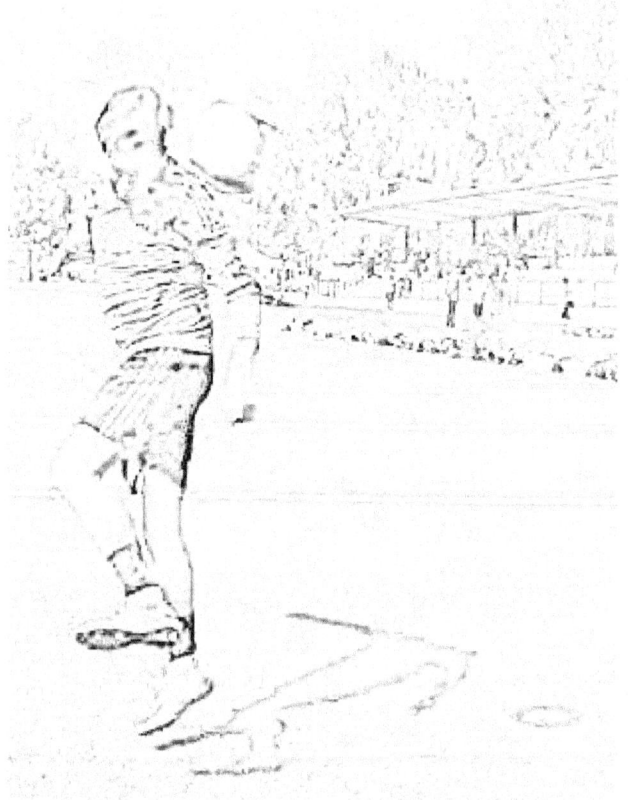

No quisiera comentar –ni mucho ni poco ni demasiado- las imágenes, porque algunas hablan por sí solas, pero estas dos últimas vistas creo que dicen mucho: en cuanto a esfuerzo y tensión del jugador como su habilidad y todo lo que conlleva en pocos segundos... ¿quizá esté sometida la persona a una gran tensión y más si no es un entrenamiento y sí un partido de futbol real?

Más, recibiendo y golpeando (respectivamente)...

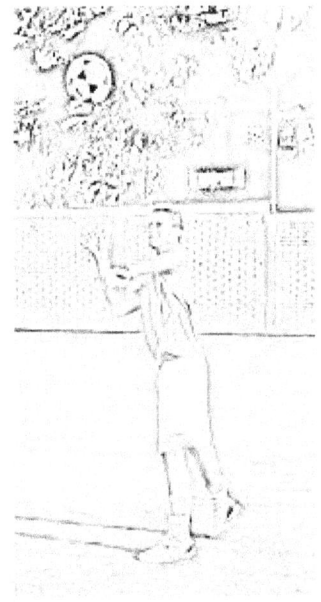

y...

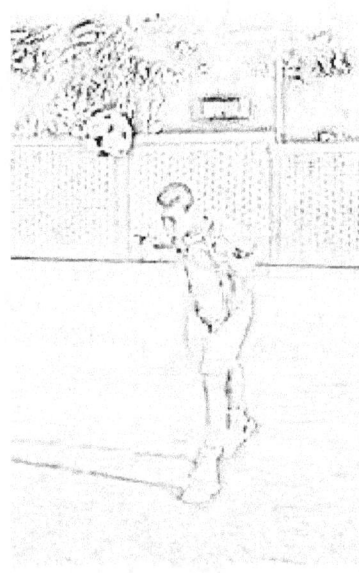

Y ahora los "saques de banda" de cualquier jugador:

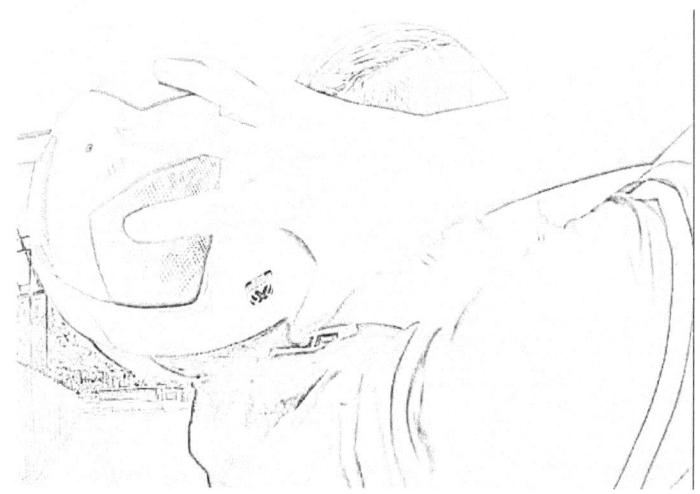

Los codos deben quedar en la posición de, como si fuera un reloj, a las 9h. el derecho y a las 15h. el izquierdo; los pulgares tocando la parte trasera del balón. Tal como hemos visto. Y ahora...

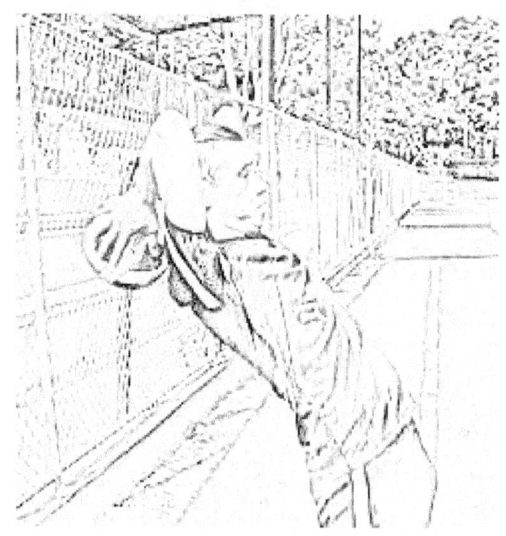

El jugador arquea su tronco (columna), como hemos visto en la imagen anterior, tensa el cuello en una especie de equilibrio, toma impulso con su requerida fuerza y lanza (puede ser sin moverse junto a la línea de banda o al trote tomando carrera).

Y aquí ya lanzando...

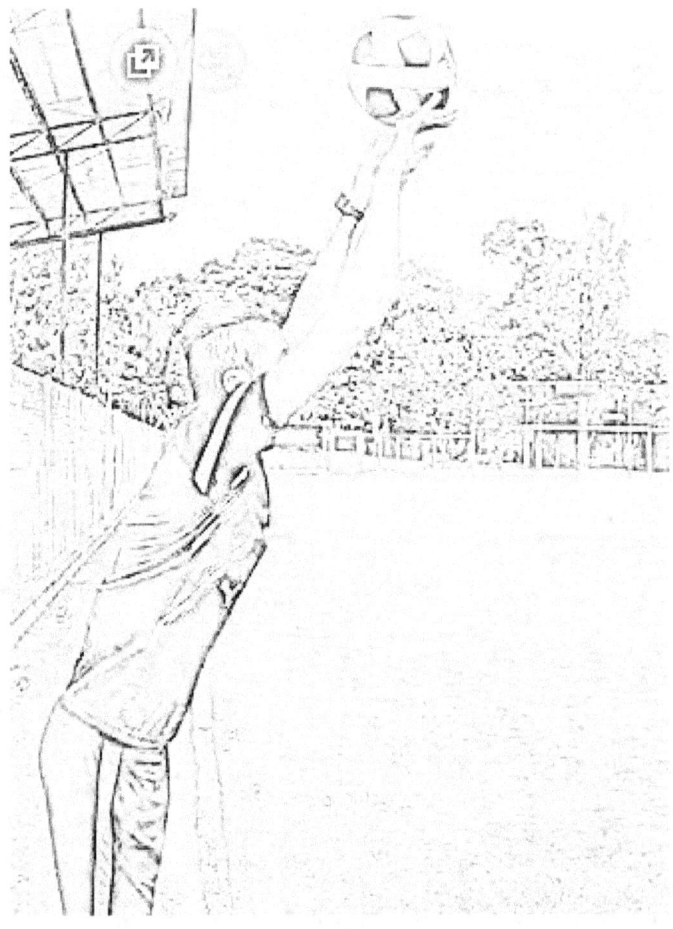

Menuda fuerza hace el jugador, frenado en la línea de banda, y menuda imagen de triángulo confecciona el deportista con sus brazos estirados hasta por debajo del cuello. ¿No? Pues sí. Todo un triángulo: omoplatos hasta las manos del jugador que sostiene y lanza el balón con sus manos.

Pasamos a ver a los porteros. También conforman un buen triángulo... con sus estiramientos para alcanzar la pelota: bien para despejar o atraparla. Veamos...

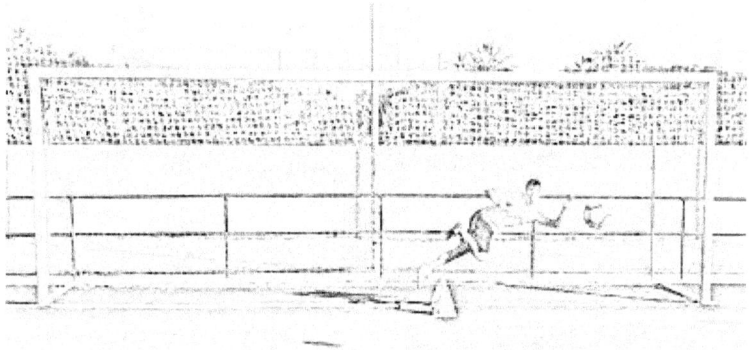

Otra...

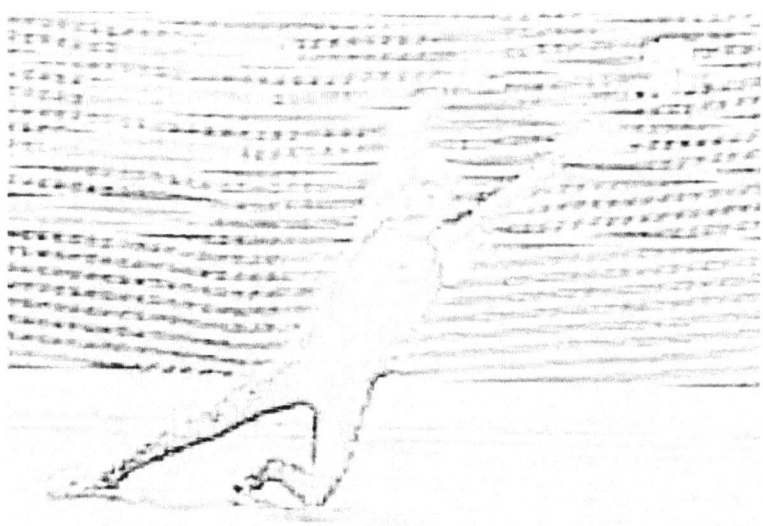

Y esta todavía más ejemplarizante...

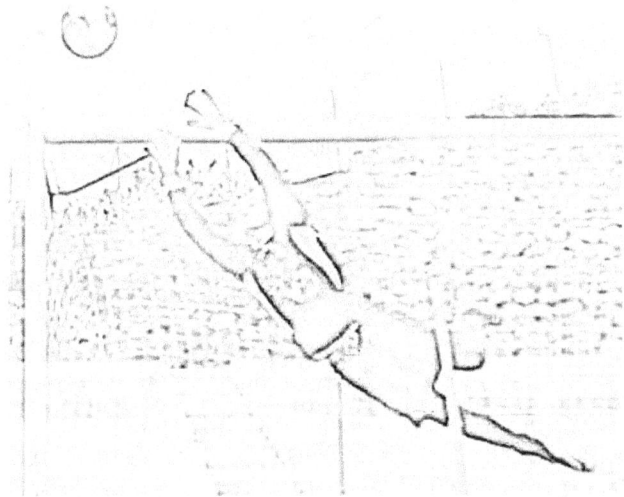

Sin comentarios. Bueno, sí: uno. El de una imagen vale más que mil palabras... y esta misma instantánea pero resaltando el triángulo (ya no tan imaginario):

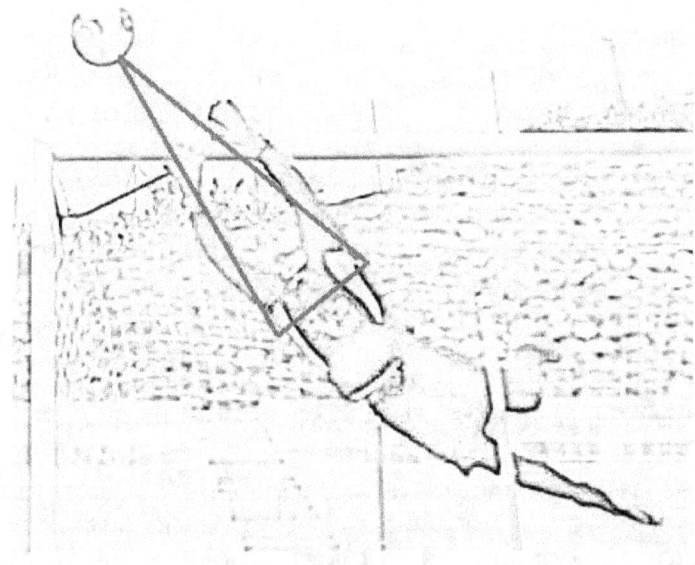

¿El triángulo de la suerte o muerte? De la suerte de padecer o no ELA. ¿Posiblemente se origine en ese triángulo el problema para padecer ELA en los futbolistas y otros deportistas?

Da qué pensar, obviamente. Ya que es el común denominador de todos los jugadores de futbol (defensas, delanteros, porteros y etc.); como también, no olvidemos, los **esquiadores y tenistas y en el Béisbol** (la fuerza de sus brazos y equilibrio incluido el cuello entra muy en juego pero **sin** ejercicios de fortalecimiento específico en el cuello).

Dicho y visto lo recientemente, quisiera contar algo (brevemente, a ser posible), hagamos un inciso. Referente a un entrenamiento de futbol al que asistí en el 2012, acompañando a un familiar que pertenecía a la categoría "Infantil!. Como ya he dicho, la fecha era el 2012: y hacía un año que había escrito en el grupo de ELA de la red social Facebook aquella ocurrencia de aquel momento y que he recogido íntegramente en el capítulo III de este libro. Bien, pero yo no me acordaba, o no tenía en mente en ese momento, un año más tarde lo que sabía sobre las posibles causas de la ELA (estaba más pendiente del chico que llevé al entrenamiento que de otra cosa), pero cuál fue mi sorpresa cuando vi una fila de niños (unos 12 años de media) al paso de trote y cada unos tres pasos daban un salto y suspendidos en el aire (a lo unísono) daban un cabezazo a un balón inexistente, y así repetían el ejercicio una y otra vez a derecha e izquierda mientras el entrenador animaba e indicaba dicho ejercicio. Sorpresa es poco, se me vino a la cabeza de repente lo que escribí y deduje sobre la ELA: para mí fue estremecedora aquella imagen de la fila de niños entrenando al cabeceo, fue muy impactante... y allí quedó pero también la deuda de escribir este libro (que dicha demora explicaré en el epílogo).

Ya que he mencionado una categoría, busco todas las que hay para que nos hagamos una idea desde que edad tan temprana se comienza a practicar futbol (entrenamientos y disputas de partidos semanales) en Europa:

- Prebenjamines: Entre 5 y 7 años.
- Benjamines: Entre 8 y 9 años.
- Alevines: Entre 10 y 11 años.
- Infantiles: Entre 12 y 13 años.
- Cadetes: Entre 14 y 15 años.
- Juveniles: Entre 16 y 18 años.

Fin de este inciso. Continúo. Y como ya dije en el 2011 sobre aquella ocurrencia (como refería en página reciente) de posibles lesiones en el cuello en los futbolistas como probable causa de la ELA, es el momento de leer lo siguiente; algo que he recopilado referente a fibrosis musculares en futbolistas (de un modo genérico y, también –en particular-, con especial atención a las provocadas en el cuello):

Lesiones de fibrosis muscular en el cuello de jugadores de fútbol: un análisis completo de las causas, opciones de tratamiento e implicaciones a largo plazo.

Las lesiones por fibrosis muscular en el cuello son un problema común entre los futbolistas. Estas lesiones pueden ocurrir debido a esfuerzos repetitivos, malas posturas y técnicas de entrenamiento inadecuadas. Las consecuencias de estas lesiones pueden variar desde molestias leves hasta dolores intensos y complicaciones a largo plazo. En este apartado, nuestro objetivo es proporcionar un análisis integral de las causas, las opciones de tratamiento y las implicaciones a largo plazo de las lesiones por fibrosis muscular en el cuello de los jugadores de fútbol. Exploraremos los diferentes tipos de lesiones que pueden ocurrir, sus efectos en el rendimiento y la salud general del jugador, y las opciones disponibles para tratamiento y prevención. Al examinar estos temas en detalle, esperamos brindar una mejor comprensión de este problema y su impacto en el deporte del fútbol. Este texto será de interés para entrenadores, jugadores y profesionales de la salud involucrados en el cuidado y manejo de jugadores de fútbol.

Lesiones por fibrosis muscular en el cuello de futbolistas

¿Qué son las lesiones de fibrosis muscular en el cuello y cómo se producen en los futbolistas?

Los j**ugadores de fútbol son muy susceptibles a sufrir lesiones musculares en el cuello** debido a la naturaleza del deporte. El cuello y la cabeza están en gran medida desprotegidos durante los partidos de fútbol, lo que los hace vulnerables a diversos tipos de lesiones en el cuello [1]. **Un tipo de lesión muscular que puede ocurrir en el cuello es la fibrosis muscular. La fibrosis ocurre cuando comienza a formarse un tejido cicatricial entre las semanas 2 y 3 después de la lesión y aumenta o disminuye con el tiempo** [2]. Las contusiones musculares en el cuello son otra lesión común en los jugadores de fútbol, generalmente como resultado de un golpe directo de un jugador contrario o del contacto con el equipo en deportes de colisión como el fútbol o el rugby [3]. El diagnóstico de estas lesiones generalmente se puede realizar basándose en la historia y el examen físico, y a menudo se recomienda un tratamiento conservador inicial [4]. Las imágenes son cruciales para confirmar y evaluar el alcance de las lesiones musculares relacionadas con el deporte con el fin de guiar las decisiones de manejo [5]. **Además, las inyecciones musculares repetidas en el hombro pueden provocar fibrosis deltoides, que es otro tipo de lesión muscular que puede desarrollarse lentamente con el tiempo** [6]. Además, los individuos pueden desarrollar pequeños desgarros en el anillo fibroso con el tiempo, lo que puede provocar lesiones en el cuello, así como hernias discales que ocurren cuando hay un desgarro en la porción externa del disco con el material del núcleo pulposo rezumando [7][8].

Por lo tanto, es importante que los jugadores de fútbol tomen las precauciones adecuadas y busquen atención médica adecuada si experimentan algún tipo de lesión muscular en el cuello durante el juego.

¿Cuáles son las implicaciones a corto y largo plazo de estas lesiones?

Las **lesiones de los músculos esqueléticos pueden tener implicaciones tanto a corto como a largo plazo**, según su naturaleza. Las lesiones agudas, que resultan de macrotraumatismos en el músculo, tienen síntomas notables e implicaciones más inmediatas [3]. Estas lesiones suelen ocurrir en deportes de contacto como baloncesto, fútbol y rugby, donde existe un alto riesgo de colisiones que provocan microtraumatismos en el músculo [3]. Estas lesiones pueden provocar agrandamiento y malestar del muslo, lo que puede confundirse con una neoplasia de tejidos blandos [9]. Las lesiones de la unión musculotendinosa profunda del recto femoral (RF) proximal tienen síntomas y hallazgos físicos variables y no específicos, lo que las hace difíciles de diagnosticar clínicamente [9]. Mientras que las **lesiones por uso excesivo, crónicas o inducidas por el ejercicio ocurren durante un período de tiempo más largo y son el resultado de microtraumatismos repetitivos en el músculo** [3]. El diagnóstico de estas lesiones es más desafiante porque existe un vínculo menos obvio entre la causa de la lesión y los síntomas, lo que hace que sea más difícil identificarlos [3]. Los isquiotibiales, el recto femoral y la cabeza medial del gastrocnemio son los músculos y grupos de músculos que se ven afectados con mayor frecuencia en estas lesiones [3]. Los atletas esqueléticamente inmaduros pueden sufrir una fractura por avulsión del AIIS debido a la vulnerabilidad de la apófisis abierta [9]. Un tratamiento fallido también puede aumentar el riesgo de volver a lesionarse, retrasando el regreso de un atleta al campo durante semanas o incluso meses [3]. La inmovilización no debe continuar más allá de la fase aguda para evitar efectos negativos como atrofia muscular y retraso en la recuperación de la fuerza [3]. La inmovilización a corto plazo después de una lesión puede prevenir la formación excesiva de tejido cicatricial y su nueva rotura [3]. Las implicaciones a corto y largo plazo de las lesiones de las extremidades inferiores varían según su gravedad, desde fracturas y contusiones resultantes de golpes directos en el cuerpo hasta desgarros de cartílago y esguinces del ligamento cruzado anterior de la rodilla, que pueden requerir cirugía para su tratamiento [10]. Las fracturas por estrés, que pueden ser difíciles de distinguir de las lesiones de los tejidos blandos, pueden tener implicaciones a corto y largo plazo en la resistencia ósea [10]. Sin embargo, el texto no proporciona información sobre las implicaciones a largo plazo de las lesiones del músculo esquelético [3].

¿Cuáles son las opciones de tratamiento disponibles para los jugadores de fútbol con lesiones de fibrosis muscular en el cuello?

Cuando se trata de tratar las lesiones por fibrosis muscular en el cuello de los futbolistas, existen varias opciones disponibles. La atención inmediata de las lesiones musculares traumáticas suele seguir el paradigma RICE (reposo, hielo, compresión y elevación) para la mayoría de las lesiones de tejidos blandos [11][10]. Se pueden utilizar técnicas de imagen como la ecografía para evaluar el alcance de las lesiones musculares relacionadas con el deporte y ayudar a guiar las decisiones de tratamiento [5][12]. Además de estos métodos, la terapia complementaria con fármacos antiinflamatorios no esteroides (AINE) y la terapia de compresión fría también pueden ser eficaces para reducir la hinchazón y el dolor [13]. Se ha demostrado que terapias como la técnica de Graston, la liberación rápida y la movilización de tejidos blandos asistida por sonido son métodos muy eficaces para reducir la fibrosis y mejorar la regeneración muscular [2][14].

Sin embargo, el mejor curso de tratamiento dependerá de la naturaleza y gravedad de la lesión. En el caso del trismo, la terapia con ejercicios suele ser prescrita por un logopeda utilizando una variedad de técnicas disponibles comercialmente [15]. **Finalmente, es importante tomar medidas para prevenir lesiones en el cuello en jugadores de fútbol fortaleciendo los músculos del cuello mediante ejercicios y entrenamiento específicos, además de fortalecer el núcleo, las extremidades y la espalda [1].**

Estos fragmentos de otros estudios recopilados, y aquí presentados para su lectura, destacan la susceptibilidad de los futbolistas a sufrir lesiones musculares en el cuello debido a la naturaleza del deporte, que expone su cuello y cabeza a diversos tipos de lesiones. Se enfatiza la importancia de las imágenes para confirmar y evaluar el alcance de las lesiones musculares relacionadas con los deportes para guiar las decisiones de manejo. Además, este mini estudio resalta la necesidad de prevenir lesiones en el cuello en los jugadores de fútbol fortaleciendo los músculos del cuello mediante ejercicios y entrenamientos específicos, además de fortalecer el core, las extremidades y la espalda -insisto. El mini-informe aquí presentado también señala las implicaciones a corto y largo plazo de las lesiones musculares, según su naturaleza. Sin embargo, este resumen no proporciona información sobre las implicaciones a largo plazo de las lesiones del músculo esquelético. La sección de discusión de este trabajo de investigación identifica las limitaciones y lagunas del estudio y sugiere direcciones para futuras investigaciones: las cuales podrían explorar los beneficios potenciales de medidas preventivas, como ejercicios de fortalecimiento del cuello –ya mencionado, pero insisto-, para reducir la prevalencia de lesiones musculares en jugadores de fútbol.

REFERENCIAS

1. *Neck Injuries In Soccer. Discover NECK X*. (n.d.) Recuperado November 7, 2023, de neckxsystems.com/soccer-neck-injuries-neckx/

2. *Fibrosis following Acute Skeletal Muscle Injury*. (n.d.) Recuperado November 7, 2023, de www.ncbi.nlm.nih.gov/pmc/articles/PMC7745048/

3. *Muscle Injuries*. (n.d.) Recuperado November 7, 2023, de www.physio-pedia.com/Muscle_Injuries

4. *Muscle Injuries in Athletes - PMC*. (n.d.) Recuperado November 7, 2023, de www.ncbi.nlm.nih.gov/pmc/articles/PMC3899907/

5. *Imaging of Muscle Injuries in Sports Medicine - RadioGraphics*. (n.d.) Recuperado November 7, 2023, de radiographics.rsna.org/doi/10.1148/radiol.2017160267

6. *Deltoid Muscles: What Are They, Anatomy, Location & ....* (n.d.) Recuperado November 7, 2023, de my.clevelandclinic.org/health/body/21875-deltoid-muscles

7. *Herniated and Bulging Disks | Causes, Symptoms ... - SportsMD*. (n.d.) Recuperado November 7, 2023, de www.sportsmd.com

8. *Neck Injuries: Cervical Spine Anatomy*. (n.d.) Recuperado November 7, 2023, de www.joionline.net/trending/content/neck-injuries

9. *MRI of Rectus Femoris / Quadriceps Injury*. (n.d.) Recuperado November 7, 2023, de radsource.us/rectus-femoris-quadriceps-injury/

10. *Soccer Injuries - Sports Medicine Program - URMC*. (n.d.) Recuperado November 7, 2023, de www.urmc.rochester.edu

11. *Traumatic muscle fibrosis: From pathway to prevention - PMC*. (n.d.) Recuperado November 7, 2023, de www.ncbi.nlm.nih.gov/pmc/articles/PMC5177464/

12. *Ultrasound Imaging in Sport-Related Muscle Injuries*. (n.d.) Recuperado November 7, 2023, de www.mdpi.com/1648-9144/57/10/1040

13. *Muscle Strain*. (n.d.) Recuperado November 7, 2023, de www.physio-pedia.com/Muscle_Strain

14. *Upper back Scar Tissue*. (n.d.) Recuperado November 7, 2023, de smithcw.com/upper-back-scar-tissue/

15. *Radiation Fibrosis*. (n.d.) Recuperado November 7, 2023, de www.ahns.info/radiation-fibrosis/

Ahora revisemos el siguiente comentario de otro artículo (extraído de RTR Sport Marketing, publicado el 28 de octubre de 2022)...

*"Seguro que has visto vídeos de **ciclistas que llevan cintas en la cabeza con cables o bandas elásticas que salen de ellas; esas cintas sirven precisamente para entrenar los músculos del cuello y fortalecerlos.** El entrenador personal tira de las bandas elásticas en una dirección y el ciclista se resiste e intenta equilibrar el peso. Por eso los pilotos de Fórmula 1 tienen cuellos tan fuertes; tras años y años de entrenamiento y estrés, las bandas musculares son más gruesas y prominentes."*

A continuación, centrémonos de cómo es el entrenamiento de los ciclistas (además del mencionado ejercicio con cables o bandas elásticas), para fortalecer el cuello:

El entrenamiento del cuello en ciclistas profesionales es una parte fundamental para mejorar el rendimiento y prevenir lesiones. El ciclismo profesional es una disciplina exigente que requiere de un entrenamiento específico para cada parte del cuerpo, y el trabajar el **cuello** es crucial para los ciclistas: ya que es responsable de mantener la cabeza erguida y estable durante la competición. Además, el cuello actúa como soporte para el casco y ayuda a mantener una postura adecuada sobre la bicicleta.

El entrenamiento del cuello en ciclistas profesionales **se enfoca en fortalecer los músculos de esta zona, mejorar la resistencia y la flexibilidad**, así como prevenir lesiones. Existen una serie de ejercicios y técnicas que se utilizan para lograr estos objetivos.

Uno de los ejercicios más comunes es el de las rotaciones de cabeza. Consiste en girar la cabeza hacia la derecha y luego hacia la izquierda, manteniendo una postura recta. Este ejercicio ayuda a mejorar la movilidad del cuello y a prevenir la rigidez.

Otro ejercicio fundamental es el de la flexión y extensión del cuello. Se realiza colocando las manos en la nuca y empujando la cabeza hacia abajo, luego se vuelve a la posición inicial extendiendo el cuello hacia arriba. Este ejercicio fortalece los músculos del cuello y aumenta su resistencia.

Además de los ejercicios específicos para el cuello, los ciclistas profesionales también deben realizar entrenamientos generales que fortalezcan todo el cuerpo, incluyendo el cuello.

Y volvemos a recordar, lo dicho antes según artículo: *"ciclistas que llevan cintas en la cabeza con cables o bandas elásticas que salen de ellas; esas cintas sirven precisamente para entrenar los músculos del cuello y fortalecerlos."*

Bien, hasta aquí bien: porque, todo indica, que estamos igual que en el caso de los pilotos de Fórmula 1... que por su estricto entrenamiento, especialmente de cuello, se evita el padecer ELA (sin haberlo previsto). El asunto es que sólo he encontrado un caso de un ciclista, que fue profesional (al parecer por poco tiempo), que se le haya diagnosticado ELA.

También deberíamos recordar que los deportistas son muy deportistas, valga la intención de la redundancia, ya que suelen practicar otros deportes: por ejemplo, un piloto de Fórmula 1 puede jugar al tenis, futbol, pádel, baloncesto, y un largo etcétera (aunque, seguramente, a un nivel no profesional siendo de rendimiento/esfuerzo menos alto... como hobby, casi siempre). Recordemos el accidente que tuvo Schumacher, casi desapercibido para la prensa internacional, en un circuito de la Región de Murcia (España): practicando motociclismo en el año 2009; y, peor aún, el desafortunado accidente que sufrió después, en el 2013, de esquí al estrellarse, al parecer, contra una roca y que actualmente lo mantiene en un estado de salud muy delicado.

Continuemos, abordemos el tema de otro deporte de mayor contacto físico y más, si se puede decir, virulento...

La asociación entre el boxeo y la esclerosis lateral amiotrófica (ELA): una revisión sistemática y un metanálisis.

Algunos estudios han sugerido que existe un vínculo entre el boxeo y la ELA, ya que los traumatismos craneales repetidos pueden aumentar el riesgo de desarrollar la enfermedad.

¿Cómo se relaciona la ELA con el boxeo?

La relación entre la ELA y el boxeo ha sido un tema de investigación desde hace algún tiempo. Los estudios han sugerido que los deportes que implican conmociones cerebrales repetitivas y traumatismos de la columna cervical, como el boxeo, pueden aumentar el riesgo de desarrollar ELA [2]. Para evaluar la asociación entre los deportes de contacto y la ELA, se han utilizado varias medidas, como la tasa de mortalidad, la tasa de incidencia, la razón de riesgos instantáneos, la razón de probabilidades, la tasa de mortalidad proporcional y las razones de tasas [2]. Estas medidas comparan la aparición de ELA en las poblaciones expuestas (boxeo) versus las de control [2]. Sin embargo, los estudios no han proporcionado pruebas concluyentes sobre cómo se relaciona la ELA con el boxeo [2]. Sin embargo, el boxeo es un deporte propenso a sufrir conmociones cerebrales repetitivas y traumatismos de la columna cervical [2]. La combinación de deportes profesionales y deportes propensos a conmociones repetitivas en la cabeza y traumatismos de la **columna cervical** produce un efecto aditivo, lo que aumenta aún más la asociación con la ELA [2]. Se ha descubierto que una mayor susceptibilidad a la ELA se asocia de manera significativa e independiente con los deportes propensos a sufrir conmociones cerebrales repetitivas y traumatismos de la **columna cervical** [2]. Además, el análisis genético de boxeadores en riesgo dirigido por ELA puede ayudar a desarrollar estrategias apropiadas de prevención de la estratificación del riesgo [2]. Por lo tanto, una mayor conciencia entre los boxeadores y su entorno de manejo es vital para disminuir la probabilidad de sufrir un traumatismo contundente en la cabeza o el **cuello** [2].

¿Cuál es el alcance de la asociación entre el boxeo y la ELA según la revisión sistemática y el metanálisis?

Una revisión sistemática y un metanálisis realizado por Blecher et al. descubrió que una mayor susceptibilidad a la ELA está asociada de manera significativa e independiente con los deportes profesionales, incluido el boxeo [2]. La ELA es una enfermedad neurodegenerativa mortal de aparición tardía que afecta a las neuronas motoras, con una incidencia de aproximadamente 1/100.000 [5]. Henriques et al. descubrió una relación entre la práctica de deportes de contacto y la ELA, teniendo las personas que practican deportes de contacto un 76% más de probabilidades de desarrollar la enfermedad [6]. Además, Julián et al. sugirieron una relación causal positiva entre la ELA y el ejercicio físico a través de su enfoque de RM. Concluyeron que es probable que el ejercicio cause lesión de la neurona motora sólo en individuos con una predisposición genética subyacente a la enfermedad [7]. Si bien la evidencia respalda la asociación entre la ELA y los deportes de contacto, también existen otros factores que pueden contribuir al desarrollo de la ELA, como la genética [8], las hormonas [9] y los factores ambientales [4]. Un estudio de Nowicka et al. encontró una asociación entre el riesgo de ELA y ciertas variantes genéticas mediante una revisión sistemática y un metanálisis [10]. Además, Riancho et al. informaron que **la ELA puede proteger contra el cáncer según un gran estudio longitudinal observacional publicado por Su et al. en 2016** [11]. Sin embargo, el alcance de la asociación entre el boxeo y la ELA sigue siendo un tema de debate y se necesita más investigación para comprender completamente la relación entre estas dos entidades.

La revisión sistemática y el metanálisis presentados en este apartado de investigación proporcionan pruebas de una posible asociación entre el boxeo y la esclerosis lateral amiotrófica (ELA). El estudio destaca la naturaleza neurodegenerativa progresiva de la enfermedad, que se dirige al sistema de neuronas motoras y conduce a la atrofia muscular debido a la degeneración de las células correspondientes del asta anterior. Los autores utilizaron varias medidas para evaluar la asociación entre los deportes de contacto y la ELA, incluida la tasa de mortalidad, la tasa de incidencia, la razón de riesgo, la razón de probabilidades, la tasa de mortalidad proporcional y las razones de tasas. Los hallazgos sugieren que las personas que practican deportes de contacto como el boxeo pueden tener un mayor riesgo de desarrollar ELA. El estudio también reconoce las limitaciones de la investigación, incluido el potencial de sesgo y variables de confusión. La sección de discusión proporciona información valiosa sobre las implicaciones de la investigación para la salud pública y las políticas deportivas. Sugiere direcciones futuras para la investigación, incluida la necesidad de estudios longitudinales para establecer la causalidad y la necesidad de una recopilación de datos más completa para identificar posibles factores de riesgo. El debate también destaca la importancia de crear conciencia sobre los riesgos asociados con los deportes de contacto y fomenta más debates políticos sobre la regulación de estas actividades. En general, este trabajo de investigación proporciona, tal vez, una contribución para el estudio en el campo de la ELA y la medicina deportiva.

Pero, en realidad, no he encontrado, verificados, demasiados (diría que pocos o muy pocos) casos de boxeadores con ELA. Curioso esto, sí. Más siendo un deporte bastante 'álgido', por decirlo de un modo suave (y no mencionar virulento y extremo), en su práctica. ¿Tal vez el tener los boxeadores un cuello fuerte y grueso (en la mayoría de los púgiles) les haya protegido, también, indirectamente a que no haya muchos casos de ELA entre los participantes profesionales de este deporte?

REFERENCIAS:

1. *Amyotrophic lateral sclerosis (ALS)*. (n.d.) Recuperado October 25, 2023, de www.mayoclinic.org
2. *Contact Sports as a Risk Factor for Amyotrophic Lateral ….* (n.d.) Recuperado October 25, 2023, de www.ncbi.nlm.nih.gov/pmc/articles/PMC6362556/
3. *Amyotrophic Lateral Sclerosis (ALS)*. (n.d.) Recuperado October 25, 2023, de www.mda.org/disease/amyotrophic-lateral-sclerosis
4. *Amyotrophic Lateral Sclerosis*. (n.d.) Recuperado October 25, 2023, de emedicine.medscape.com/article/1170097-overview
5. *A comprehensive review of amyotrophic lateral sclerosis*. (n.d.) Recuperado October 25, 2023, de www.ncbi.nlm.nih.gov/pmc/articles/PMC4653353/
6. *Full article: Association of the practice of contact sports ….* (n.d.) Recuperado October 25, 2023, de www.tandfonline.com/doi/full/10.1080/21678421.2023.2189911

7. *Physical exercise is a risk factor for amyotrophic lateral ....* (n.d.) Recuperado October 25, 2023, de www.thelancet.com
8. *ALS Genetics, Mechanisms, and Therapeutics: Where Are ....* (n.d.) Recuperado October 25, 2023, de www.frontiersin.org/articles/10.3389/fnins.2019.01310
9. *Amyotrophic lateral sclerosis (ALS) and the endocrine system.* (n.d.) Recuperado October 25, 2023, de www.sciencedirect.com/science/article/pii/S25899589210 00207
10. *Risk Factors and Emerging Therapies in Amyotrophic ....* (n.d.) Recuperado October 25, 2023, de www.mdpi.com/1422-0067/20/11/2616
11. *Amyotrophic lateral sclerosis (ALS), cancer, autoimmunity and ....* (n.d.) Recuperado October 25, 2023, de bpspubs.onlinelibrary.wiley.com/doi/full/10.1111/bph.1515 1

Ahora, detengámonos en los siguientes párrafos...

La gran mayoría de **los tejidos** presentes en el cuerpo humano **poseen habilidad regenerativa después de haber padecido una lesión. En ocasiones, el tejido muscular no es capaz de regenerarse correctamente.** Como **consecuencia a esta incapacidad** regenerativa, el tejido es reemplazado por tejido conjuntivo, lo que **puede desencadenar la patología conocida como fibrosis muscular.**

Las **actividades repetitivas y excesivas, que conllevan un sobreesfuerzo del músculo, suelen ser una de las causas que originan más lesiones en la fibra muscular.** Aunque puede ocurrirle a cualquier persona, suele ser una afección **más frecuente en deportistas.** También es posible que se produzca por una indebida cicatrización después de haberse sometido a una operación quirúrgica.

Profundicemos algo más sobre este asunto:

Muerte de las células por fibrosis muscular...

La **muerte de las células por fibrosis muscular** es un proceso patológico que **afecta a los tejidos musculares y ocasiona la destrucción progresiva de las células musculares**. Esta condición se caracteriza por la acumulación excesiva de tejido fibroso en los músculos, lo cual **conlleva a un deterioro de la función muscular y, en casos graves, a la pérdida de la capacidad de movimiento.**

La fibrosis muscular es provocada por diversos factores, entre los que se encuentran la inflamación crónica, **lesiones repetitivas, trastornos autoinmunes y** predisposición **genética**. Estos factores desencadenan una respuesta inflamatoria en el tejido muscular, lo cual a su vez estimula la proliferación de células llamadas miofibroblastos. Estas células son responsables de la producción excesiva de tejido fibroso, que sustituye el tejido muscular sano y provoca la **muerte de las células musculares.**

La acumulación de tejido fibroso en los músculos dificulta su contracción y relajación adecuadas, lo cual provoca la **debilidad muscular** característica de esta patología. Además, la fibrosis muscular también afecta la estructura y funcionalidad de los tejidos conectivos que rodean los músculos, como los tendones y fascias. Esto genera rigidez y restricción en el movimiento, limitando la capacidad del individuo para realizar actividades cotidianas y afectando su calidad de vida.

Además de la inflamación crónica, también se cree que la **acumulación de colágeno y otras moléculas estructurales en los tejidos musculares contribuye a la muerte celular**. El exceso de colágeno y otras moléculas pueden alterar la estructura y función normal de las células musculares, llevando finalmente a su muerte.

Otro factor importante en **la muerte de las células por fibrosis muscular** es la disminución de los niveles de una

proteína llamada distrofina. La distrofina es esencial para la integridad de los músculos: actúa como un amortiguador, como un pegamento. Se une a las membranas musculares y ayuda a mantener la estructura de las células musculares. Sin distrofina, los músculos no pueden funcionar de un modo correcto, se dañan gradualmente y finalmente mueren.

El diagnóstico de la muerte de las células por fibrosis muscular se realiza mediante una combinación de historia clínica, examen físico y pruebas de imagen, como la resonancia magnética.

Ahora abordaremos este mismo tema, y más extendido/ampliado, de un modo algo más minucioso...

Comprensión de los mecanismos de muerte celular en la fibrosis muscular: implicaciones para las intervenciones terapéuticas.

La fibrosis muscular es una afección caracterizada por el depósito excesivo de matriz extracelular en el tejido del músculo esquelético, lo que puede provocar deterioro funcional y discapacidad. Si bien se han implicado varios mecanismos celulares y moleculares en la patogénesis de la fibrosis muscular, el papel de la muerte celular en este proceso sigue siendo poco comprendido. Este apartado tiene como objetivo explorar los diferentes tipos de muerte celular implicados en la fibrosis muscular y su contribución a la progresión de la enfermedad. Específicamente, examinaremos las implicaciones de comprender estos mecanismos para el desarrollo de intervenciones terapéuticas. Al arrojar luz sobre la compleja interacción entre la muerte celular y la remodelación del tejido fibrótico, esta investigación puede proporcionar información valiosa para el diseño de nuevas estrategias de tratamiento para esta afección debilitante.

Mecanismos de muerte celular en la fibrosis muscular

¿Cuáles son los distintos tipos de muerte celular implicados en la fibrosis muscular?

La fibrosis muscular es una condición patológica caracterizada por la acumulación de proteínas de la matriz extracelular y tejido cicatricial dentro del tejido muscular. El texto identifica diferentes tipos de muerte celular implicadas en la fibrosis muscular. La apoptosis mionuclear y la necrosis de miofibras son dos tipos de muerte celular que ocurren durante la fibrosis muscular [1]. Además, las células madre musculares y las células estromales, como los progenitores fibroadipogénicos (FAP), también sufren una muerte regulada en el músculo esquelético inflamado. Las FAP son células progenitoras mesenquimales multipotentes que pueden diferenciarse en miofibroblastos activados secretores de matriz, contribuyendo así a la fibrosis muscular [1]. Por lo tanto, la muerte regulada y la eliminación de las FAP son cruciales para prevenir el desarrollo de fibrosis tisular [1]. Además, el texto menciona un aumento de fibroblastos musculares apoptóticos observado en ratones senescentes tratados brevemente con ActRIIB.mFc. Sin embargo, en el texto no se menciona ningún otro tipo de muerte celular implicada en la fibrosis muscular [2]. Es necesaria más investigación para dilucidar los diferentes tipos de muerte celular implicados en la fibrosis muscular, lo que podría ayudar en el desarrollo de estrategias terapéuticas para esta afección.

¿Cómo contribuyen estos mecanismos a la progresión de la fibrosis muscular?

La fibrosis muscular es un proceso complejo que involucra una variedad de mecanismos. La expresión aberrante de miARN específicos de fibroblastos es uno de esos mecanismos que desempeña un papel crucial en la aparición y progresión de la fibrosis. Por ejemplo, miR-199a-5p está regulado por TGF-β e induce la diferenciación de fibroblastos a miofibroblastos, lo que lleva a la acumulación de tejido conectivo no contráctil en el músculo esquelético [3]. De manera similar, se ha demostrado que miR-21 tiene un papel profibrótico y desregula las vías de señalización implicadas en la progresión de la fibrosis [3]. La acumulación de ECM y el aumento de la rigidez del tejido contribuyen al estrés mecánico, lo que exacerba la lesión tisular y perpetúa la activación de los fibroblastos locales que expresan a-SMA, lo que resulta en un deterioro de la función muscular, la regeneración y una mayor vulnerabilidad a una nueva lesión [4][5]. **La fibrosis muscular también implica la producción de factores de crecimiento, citocinas y enzimas proteolíticas, que contribuyen aún más a la progresión de la enfermedad** [3]. Además, **las respuestas inmunitarias innatas y adaptativas desreguladas desempeñan un papel importante en la promoción de la fibrosis**, al igual que las fuerzas mecánicas y los factores externos, como la exposición a la radiación durante el tratamiento del cáncer [5][3]. **Los propios fibroblastos pueden sufrir modificaciones intrínsecas celulares que pueden contribuir a la aparición y progresión de la fibrosis** [5]. Finalmente, los macrófagos desempeñan un papel crucial en la regulación de la fibrogénesis en el músculo distrófico, y la evidencia sugiere que su presencia aumenta progresivamente con la edad en los diafragmas de ratones mdx fibróticos [6]. Como tal, **probablemente será necesario un enfoque múltiple que se dirija a modificaciones epigenéticas clave o miARN, mediadores inflamatorios, citoquinas profibróticas y cambios intrínsecos de células o tejidos para frenar la progresión de la fibrosis** [5].

¿Cuáles son las implicaciones de comprender estos mecanismos para el desarrollo de intervenciones terapéuticas?

Comprender los mecanismos subyacentes a la fibrosis, como la expresión aberrante de fibromiR, es crucial para el desarrollo de intervenciones terapéuticas eficaces. Se encuentran disponibles varios enfoques farmacológicos para el tratamiento de la enfermedad del hígado graso no alcohólico (NAFLD) y la esteatohepatitis no alcohólica (NASH) [7]. Estos fármacos poseen varios mecanismos, incluida la actividad antiinflamatoria, la mejora de la resistencia a la insulina, la reducción de la lipogénesis de novo, la modulación del transporte u oxidación de lípidos o la evolución de efectos antiapoptóticos [7]. Las directrices recomiendan cambios significativos en el estilo de vida y la nutrición para el tratamiento de estas enfermedades [7]. Además, actualmente se encuentran varios fármacos en distintas etapas de desarrollo para el tratamiento de NASH [7]. En el caso de la fibrosis inducida por radiación (FRI), las intervenciones terapéuticas deben diseñarse con base en el objetivo principal de prevención, mitigación o tratamiento [8]. Los ensayos de prevención administran terapias antes y simultáneamente con la exposición a la radiación para prevenir la RIF, mientras que los ensayos de mitigación administran terapias después de la radiación pero antes de la aparición de una lesión clínicamente evidente para mitigar la RIF [8]. Los ensayos de tratamiento administran terapia después de la radioterapia a pacientes que ya tienen una lesión clínica debido a RIF [8]. Se necesitan ensayos clínicos eficaces con criterios de valoración clínicos bien definidos para evaluar la eficacia de estas intervenciones [9][8]. Además, se deben crear y almacenar bancos de muestras de plasma, suero y glóbulos blancos para proporcionar una mina de oro para estudios actuales y futuros de biomarcadores y ensayos predictivos [8]. También se deben incorporar estudios correlativos en los ensayos clínicos que aborden el tratamiento de la toxicidad de la radiación, ya que comprender la ciencia correlativa es esencial para el desarrollo de intervenciones terapéuticas para la toxicidad de la radiación [8]. Finalmente, **para desarrollar terapias efectivas para enfermedades raras como la fibrosis, es indispensable comprender los mecanismos subyacentes a estas enfermedades** [3].

Este estudio, recién leído, arroja luz sobre los mecanismos de muerte celular implicados en la fibrosis muscular, específicamente la apoptosis mionuclear y la necrosis de miofibras. Los **hallazgos resaltan la importancia de comprender la muerte regulada y la eliminación de los progenitores fibroadipogénicos (FAP) para prevenir el desarrollo de fibrosis tisular.** Sin embargo, el estudio también identifica una laguna en el conocimiento, ya que no se mencionan otros tipos de muerte celular implicados en la fibrosis muscular. El estudio enfatiza la necesidad de ensayos clínicos eficaces con criterios de valoración clínicos bien definidos para evaluar la eficacia de las intervenciones terapéuticas. Los ensayos de prevención que administran terapias antes y simultáneamente con la exposición a la radiación para prevenir la fibrosis inducida por radiación (RIF) y los ensayos de mitigación que administran terapias después de la radiación pero antes del inicio de una lesión clínicamente evidente para mitigar la RIF son estrategias importantes para controlar la afección. Las limitaciones del estudio incluyen la falta de información sobre otros tipos de muerte celular implicados en la fibrosis muscular y la necesidad de realizar más investigaciones para comprender completamente los mecanismos de muerte celular en la fibrosis muscular. Los estudios futuros deberían investigar otros tipos de muerte celular implicados en la fibrosis muscular y explorar el potencial de nuevas intervenciones terapéuticas para controlar la enfermedad. En general, el presente estudio contribuye al avance continuo del conocimiento en el campo de la fibrosis muscular y proporciona información importante sobre posibles intervenciones terapéuticas para esta afección.

REFERENCIAS

1. *Cell death, clearance and immunity in the skeletal muscle*. (n.d.) Recuperado October 27, 2023, de www.ncbi.nlm.nih.gov/pmc/articles/PMC4987728/

2. *Inhibition of myostatin reverses muscle fibrosis through apoptosis | Journal of Cell Science | The Company of Biologists*. (n.d.) Recuperado October 27, 2023, de journals.biologists.com

3. *Tackling muscle fibrosis: From molecular mechanisms to next generation engineered models to predict drug delivery - ScienceDirect.* (n.d.) Recuperado October 27, 2023, de www.sciencedirect.com

4. *IJMS | Free Full-Text | Fibrosis: Types, Effects, Markers, Mechanisms for Disease Progression, and Its Relation with Oxidative Stress, Immunity, and Inflammation.* (n.d.) Recuperado October 27, 2023, de www.mdpi.com/1422-0067/24/4/4004

5. *Mechanisms of fibrosis: therapeutic translation for fibrotic disease.* (n.d.) Recuperado October 27, 2023, de www.ncbi.nlm.nih.gov/pmc/articles/PMC3405917/

6. *Aberrant repair and fibrosis development in skeletal muscle.* (n.d.) Recuperado October 27, 2023, de skeletalmusclejournal.biomedcentral.com

7. *Cellular Mechanisms of Liver Fibrosis.* (n.d.) Recuperado October 27, 2023, de www.frontiersin.org/articles/10.3389/fphar.2021.671640

8. *Radiation-Induced Fibrosis: Mechanisms and Opportunities to Mitigate. Report of an NCI Workshop, September 19, 2016. | Radiation Research.* (n.d.) Recuperado October 27, 2023, de meridian.allenpress.com

9. *Cellular and molecular mechanisms of fibrosis.* (n.d.) Recuperado October 27, 2023, do www.ncbi.nlm.nih.gov/pmc/articles/PMC2693329/

Y por lo que se ha ido leyendo, hasta este capítulo, en este compendio de apuntes y demás (llamémosle estudio o recopilación de datos para otros estudios o la huella a seguir –investigación- pero sin afán de ser presuntuoso), veamos el siguiente atrevimiento (otra reflexión en voz alta) por mi parte…

ATISBO DE CONCLUSIÓN DE CONCLUSIONES

Supongamos, o demos por demostrado, que la causa de la ELA se origina por una lesión (o varias) focalizada en el cuello:

1.- Bien en lesiones musculares.

2.- O lesiones producidas en el Bulbo raquídeo.

3.- O incluso ambas (se verá esto más adelante).

Si es en los músculos sería difícil (en un principio) explicar distintas lesiones en diversos músculos del cuerpo (el cómo y el porqué se extendería esta dolencia).

Y si fuera en la espina dorsal, a través de un daño en el Bulbo raquídeo (por ejemplo), sería más fácil explicar que hubiera lesiones (o atrofia) en casi cualquier músculo o tejido del cuerpo.

¿Por qué nos deberíamos centrar en los músculos y/o cualquier tejido? Porque pueden ser los músculos (sin más, es un supuesto), y porque nos sirve como ejemplo de cómo actúan cuando hay ausencia de vida celular en ellos, más concretamente, cuando se produce una fibrosis muscular... ya que al final, si es grave (cuantas más células mueran), puede ser totalmente comprometido el funcionamiento de los músculos (extremadamente dificultoso para que actúen como deberían cuando hay ausencia de vida celular).

¿Qué estoy diciendo?

Que en definitiva da igual que sea directamente en los músculos, o mejor dicho a través de éstos, porque sea como fuere todo es afectado sí hay muerte celular (en cualquier órgano del cuerpo): ya que el oxígeno no llegaría ni tampoco energía y si no llega energía ni oxígeno (células agonizantes) pues difícil que cualquier músculo pueda desarrollar óptimamente su función... y, tarde o temprano, terminaría en atrofia.

Por lo que si suponemos que se lesiona alguna parte del cuello y se crean fibrosis en cadena (ya veremos esto, como en una especie de espiral sin final), conforme cada parte del cuerpo deje de funcionar por dichas fibrosis, más fibrosis irán produciéndose (en cualquier parte del organismo: muscular o no) y el enfermo de ELA irá padeciendo parálisis de una forma gradual, en cuestión de tiempo, en distintas partes de su cuerpo... y así, desgraciadamente, hasta la muerte.

¿Es la ELA estrictamente un problema neuronal? Es, probablemente, policlínico: si lo dicho tiene lógica (que la tiene). Y, entonces, por supuesto la lógica impera.

Dicho esto (este espasmo de reflexión en voz alta o deducción lógica sin poder callarme), leamos lo siguiente...

Tratamientos médicos que pueden ayudar a prevenir la muerte celular en casos de enfermedades y lesiones:

La muerte celular es algo común en casos de enfermedades y lesiones, lo que provoca más complicaciones y, a veces, incluso la muerte. Ocurre por diversas razones, incluidos defectos genéticos, infecciones y lesiones. En tales situaciones, los tratamientos médicos desempeñan un papel crucial a la hora de prevenir la muerte celular y promover la regeneración celular. La siguiente recopilación de información tiene como objetivo explorar los distintos tratamientos médicos disponibles para prevenir la muerte celular y evaluar su eficacia en diferentes escenarios. El siguiente texto profundizará en las causas comunes de la muerte celular, los mecanismos mediante los cuales los tratamientos médicos pueden prevenirla y los diferentes tipos de tratamientos médicos utilizados. Además, el artículo examinará la posibilidad de regeneración celular después de intervenciones médicas. Los hallazgos de esta investigación proporcionarán información valiosa sobre la eficacia de los tratamientos médicos para prevenir la muerte celular y restaurar la salud en casos de enfermedades y lesiones.

¿Cuáles son las causas comunes de muerte celular?

La muerte celular puede ocurrir a través de diversos mecanismos y está asociada con numerosas enfermedades. La muerte celular anormal puede ser una causa común de ciertas enfermedades, y muchas enfermedades se han relacionado con la muerte celular aberrante [1]. Se han desarrollado mecanismos moleculares para que las células se destruyan a sí mismas, y existen dos tipos principales de muerte celular: muerte celular accidental (ACD) y muerte celular regulada (RCD). La necrosis ocurre cuando una célula se daña o se rompe y ocurre cuando las células no reciben sangre, oxígeno o nutrientes [2][3]. Históricamente se pensaba que la necrosis se producía sólo en respuesta a una lesión como una quemadura o un corte [2]. Cuando cesa el crecimiento del organismo, se debe eliminar una cantidad similar de células para equilibrar la división celular, y la muerte celular, específicamente el suicidio celular, es crucial para la salud humana [4]. Las mutaciones o defectos que inhiben la muerte celular pueden impedir la eliminación de células con ADN dañado y aumentar la resistencia de las células malignas a la quimioterapia [4]. Además, el tipo y la intensidad de las señales nocivas, la concentración de ATP, el tipo de célula y otros factores determinan cómo se produce la muerte celular [5]. Los interruptores moleculares como NF-kB, Atg 5, ATP y PARP determinan si una célula sufre apoptosis, necrosis o autofagia [5]. La RCD está implicada en cascadas de señalización estrechamente integradas y mecanismos efectores mediados por moléculas, y la evidencia acumulada muestra que la RCD está altamente relacionada con enfermedades neurodegenerativas [6]. Las características distintivas de las enfermedades neurodegenerativas incluyen la pérdida progresiva de poblaciones de neuronas selectivamente vulnerables, neuroinflamación mediada por microglía y depósito de agregados de proteínas con propiedades conformacionales anormales, incluida la proteína β amiloide (Aβ), tau y a-sinucleína [6]. Si los estímulos de muerte persisten, es poco probable que las vías antiapoptóticas y la autofagia respalden la supervivencia celular indefinida, y puede producirse necrosis [5]. Además, las células pueden ser más susceptibles a la apoptosis si se inhibe la autofagia [5].

¿Cómo pueden los tratamientos médicos ayudar a prevenir la muerte celular en casos de enfermedades y lesiones?

Los tratamientos médicos tienen el potencial de prevenir la muerte celular en casos de enfermedades y lesiones. Investigaciones recientes han demostrado que algunas proteínas celulares "pro-muerte" son en realidad críticas para la supervivencia celular [5]. La caspasa-8 y la FADD son dos de esas proteínas que desempeñan un papel crucial en la proliferación de células T y la diferenciación de macrófagos inducida por la activación del receptor de antígenos [5]. La citolocalización de caspasa-8 también puede determinar qué sustratos se procesan [5]. Sin embargo, es importante actuar con prudencia al emplear terapias para prevenir la muerte celular y evitar resultados adversos inesperados [5]. El bloqueo de múltiples vías de muerte puede mantener vivas las células susceptibles, pero las supervivientes pueden estar clonogénica y funcionalmente muertas, volviéndolas inútiles [5]. Además, puede ser necesario que la terapia tenga una duración limitada para prevenir la supervivencia anormal de las células preneoplásicas, lo que en última instancia podría provocar cáncer [5]. Hay muchos fármacos que se han empleado en ensayos clínicos para bloquear los inhibidores endógenos de la apoptosis (IAP), como XIAP y survivina, incluida la leucemia, así como las neoplasias malignas pancreáticas, pulmonares y otras neoplasias parenquimatosas [5]. Los miméticos de BH3 son otra terapia potencial que actualmente se está probando en leucemia, mieloma múltiple y otras neoplasias malignas [5]. La activación del receptor de muerte también es un área prometedora de la terapia contra el cáncer, y se están realizando ensayos clínicos para diferentes tipos de cáncer

[5]. Los inhibidores de PARP se encuentran en múltiples ensayos clínicos y pueden sensibilizar las células cancerosas a la quimioterapia al prevenir la reparación del ADN [5]. Finalmente, ha habido una explosión en el conocimiento básico de los mecanismos que regulan la apoptosis y los mediadores que desencadenan o inhiben la muerte celular [7]. Esto ha llevado a una gran cantidad de enfoques terapéuticos novedosos para atacar reguladores apoptóticos específicos mediante terapia génica, estrategias antisentido, productos biológicos recombinantes o química orgánica y combinatoria clásica [7]. Los tratamientos médicos también pueden ayudar a prevenir la muerte celular en casos de enfermedades y lesiones al identificar vías importantes para controlar la muerte celular en las células del corazón [8].

¿Cuáles son los diferentes tipos de tratamientos médicos disponibles para prevenir la muerte celular y es posible la regeneración celular?

Hay varios tratamientos médicos disponibles para prevenir la muerte celular y la investigación con células madre ha estado a la vanguardia de estas terapias. Los investigadores han identificado tipos específicos de células madre que pueden usarse para reparar tejidos dañados y tratar diversas enfermedades, incluidas enfermedades neurodegenerativas como el Alzheimer, el Parkinson y la enfermedad de Huntington. El Centro de Bioterapéutica Regenerativa está desarrollando terapias celulares regenerativas que pueden generar nuevas células en tejidos sanos existentes y reparar tejidos lesionados o dañados [9][10]. Se ha demostrado que la terapia con células madre retrasa la progresión de estas enfermedades neurodegenerativas incurables y elimina la fuente del problema [11]. Algunas de las células madre que se utilizan para estas terapias incluyen células madre pluripotentes humanas (hPSC) y células madre mesenquimales multipotentes (MSC) [12]. Las MSC tienen capacidad de autorrenovación y potencial de diferenciación en linajes mesenquimales, y su origen tisular puede contribuir a su papel en aplicaciones posteriores [12].

Aplicaciones clínicas recientes que utilizan hPSC o MSC derivadas de la médula ósea, el tejido adiposo o el cordón umbilical se han utilizado para el tratamiento de enfermedades humanas como trastornos neurológicos, disfunciones pulmonares, enfermedades metabólicas/endocrinas, trastornos reproductivos, quemaduras de la piel y condiciones cardiovasculares [12]. Además, las terapias con células madre son posibles para el tratamiento de lesiones de la médula espinal, insuficiencia cardíaca, degeneración macular y de retina, roturas de tendones y diabetes tipo 1 [11]. Sin embargo, es importante señalar que las terapias con células madre no probadas pueden ser particularmente inseguras [13]. Además, todos los tratamientos médicos tienen beneficios y riesgos [13]. No obstante, la investigación con células madre tiene un gran potencial para encontrar nuevas formas de prevenir la muerte celular y tratar enfermedades actualmente incurables [11].

Estos trabajos de investigación aquí presentados arrojan luz sobre la importancia de prevenir la muerte celular anormal, que es una causa común de diversas enfermedades. El presente texto **identifica dos tipos principales de muerte celular, la muerte celular accidental (ACD) y la muerte celular regulada (RCD), y destaca los mecanismos moleculares que han evolucionado para que las células se destruyan a sí mismas. La investigación con células madre ha demostrado un gran potencial para encontrar nuevas formas de prevenir la muerte celular y tratar enfermedades incurables.** Pero es fundamental tener en cuenta que las terapias con células madre no probadas pueden ser particularmente inseguras y que todos los tratamientos médicos tienen beneficios y riesgos. También se enfatiza que las mutaciones o defectos que inhiben la muerte celular pueden impedir la eliminación de células con ADN dañado y aumentar la resistencia de las células malignas a la quimioterapia. Es fundamental seguir explorando tratamientos médicos que puedan ayudar a prevenir la muerte celular y mejorar los resultados de salud. La sección de discusión de este apartado ofrece información valiosa sobre el estado actual de la investigación sobre este tema e identifica áreas potenciales para investigaciones futuras. Los hallazgos de este artículo contribuyen al avance continuo del conocimiento en el campo de los tratamientos médicos para prevenir la muerte celular en casos de enfermedades y lesiones.

Supongo, y deseo, que más de un científico esté en esta tarea, espero que ya hayan llegado a lo que he apuntado en "Conclusión de conclusiones" anteriormente, y se esté haciendo todo lo posible, cada cual de los científicos en sus investigaciones, por regenerar (o revivir) las células agonizantes de los enfermos de ELA.

REFERENCIAS

1. *Cell death: Research & Insights | WEHI.* (n.d.) Recuperado October 28, 2023, de www.wehi.edu.au/research/areas-of-research/cell-death/

2. *What Is Apoptosis? | Memorial Sloan Kettering Cancer Center.* (n.d.) Recuperado October 28, 2023, de www.mskcc.org/news/what-apoptosis

3. *Cell Death.* (n.d.) Recuperado October 28, 2023, de my.clevelandclinic.org/health/articles/cell-death

4. *Review Cell Death in the Origin and Treatment of Cancer.* (n.d.) Recuperado October 28, 2023, de www.sciencedirect.com/science/article/pii/S10972765203 03154

5. *Cell Death in Disease: Mechanisms and Emerging Therapeutic Concepts.* (n.d.) Recuperado October 28, 2023, de www.ncbi.nlm.nih.gov/pmc/articles/PMC3760419/

6. *Regulated cell death: discovery, features and implications for neurodegenerative diseases.* (n.d.) Recuperado October 28, 2023, de biosignaling.biomedcentral.com

7. *Apoptosis-based therapies and drug targets.* (n.d.) Recuperado October 28, 2023, de www.nature.com/articles/4401556

8. *Experimental Drug Prevents Doxorubicin Heart Damage - NCI.* (n.d.) Recuperado October 28, 2023, de www.cancer.gov

9. *Center for Regenerative Biotherapeutics.* (n.d.) Recuperado October 28, 2023, de www.mayo.edu

10. *Regenerative Medicine Therapies - Axis Spine Center.* (n.d.) Recuperado October 28, 2023, de www.axisspinecenter.com/regenerative-medicine-therapies/

11. *Stem cells: past, present, and future.* (n.d.) Recuperado October 28, 2023, de stemcellres.biomedcentral.com

12. *Stem cell-based therapy for human diseases.* (n.d.) Recuperado October 28, 2023, de www.ncbi.nlm.nih.gov/pmc/articles/PMC9357075/

13. *U.S. Food and Drug Administration.* (n.d.) Recuperado October 28, 2023, de www.fda.gov

Llegado a este punto habría que echar mano de nuestra memoria y hacer la siguiente reflexión o recordatorio: ¡Qué es si no la muerte celular... sino el envejecimiento natural! Ya que se supone que las células comienzan a morir, de una forma natural, desde que tenemos más de 33 años.

Veamos la siguiente imagen, que intenta mostrar dos vidas paralelas, celularmente hablando, en un dibujo...

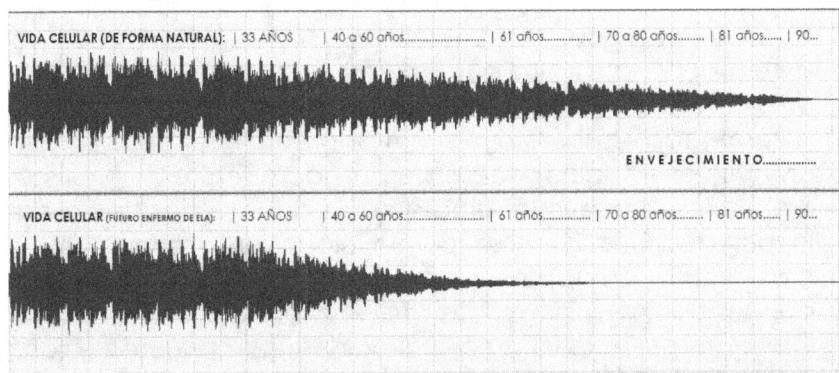

La imagen de arriba ha sido creada por mí. Procura representar, de un modo gráfico, la comparativa de la vida celular según mi hipótesis: entre una persona sana y otra que vaya a padecer, o ya esté padeciendo, ELA.

Evidentemente seguimos dentro de mi apartado de amago de Conclusión de Conclusiones: ¿Acaso los enfermos de ELA no empiezan a padecer (la mayoría) esta terrible enfermedad entre los 40 y 65 años? Son menos los que enferman desde los 65 años, pocos o muy pocos... aunque los hay.

¿A dónde quiero llegar (si el señor lector no lo ve ya en blanco y en botella) con la imagen comparativa y el párrafo de arriba?

Pues está más que claro: si alguien enferma con múltiples fibrosis (musculares u en otros órganos) al comienzo no notará mucha deficiencia en su día a día (aunque empezara a enfermar –posibles fibrosis- antes de los 40 años)... hasta que entra en una edad (avanzada) donde la muerte celular de una forma natural comienza a ser algo más patente y camino de notable y, entonces, esa persona apreciará problemas de salud (físicamente) e irá a su médico y lo que tarde éste (según evidencias de lo avanzado que esté su caso etc.) le diagnosticará, tras las respectivas pruebas, que padece ELA: que comienza a sufrir

ELA (ya oficialmente diagnosticada), y que la progresión de esta enfermedad es la que es (le será informado al enfermo), y no es otra que conforme se le vayan muriendo células (de una forma natural + con las que le mata su enfermedad –todo esto de un modo paralelo-) pues entrará en distintos estadios poco esperanzadores entre los próximos 3 a 5 años... ya que la suma de esas dos muertes de células le provoca una especie de envejecimiento prematuro (y más bien virulento) en su organismo y, por lo cual, está condenado a sufrir el final de su vida antes de tiempo. Obviamente, se le informará al paciente, tristemente –dicho sea de paso-, pero no del modo último expuesto en este párrafo (porque se desconoce hasta el momento la causa: y la causa, muy probablemente, es una muerte de células desbocadas por contraer lesiones años antes y por la muerte de células por la edad –conforme se acerque al envejecimiento natural- y, por consiguiente, le provoca un grave problema para su salud, ya siendo palpable, y por eso será diagnosticado –algo tarde, porque no existe la Medicina Preventiva para esta enfermedad porque se desconocían las causas hasta ahora- y es cuestión de pocos años para que le llegue el peor desenlace).

Visto lo visto hasta el momento, quizá ayude el conocer, o recordar –ya que muchos de los lectores serán, seguramente, eruditos en este tema- lo siguiente...

La relación entre envejecimiento y muerte celular: mecanismos e implicaciones para la salud y la enfermedad.

A medida que envejecemos, nuestros cuerpos sufren varios cambios, incluido un mayor riesgo de muerte celular. La relación entre el envejecimiento y la muerte celular se ha estudiado ampliamente y es crucial comprender los mecanismos a través de los cuales se produce la muerte celular y las implicaciones que tiene en la salud y la enfermedad. El siguiente resumen tiene como objetivo explorar los diferentes mecanismos de muerte celular y cómo se relacionan con el envejecimiento, así como el impacto del envejecimiento en la homeostasis celular y la contribución que hace al aumento de la muerte celular.

Además, el siguiente texto examinará las implicaciones del aumento de la muerte celular en el envejecimiento sobre la salud y la enfermedad. Comprender la relación entre el envejecimiento y la muerte celular es esencial para desarrollar intervenciones y tratamientos que puedan mejorar la salud y la calidad de vida de los adultos y mayores (y en los no tan mayores por enfermedades 'raras').

¿Cuáles son los diferentes mecanismos de muerte celular y cómo se relacionan con el envejecimiento?

Las células de mamíferos que envejecen pueden entrar en senescencia, un estado en el que dejan de dividirse, si están dañadas o tienen telómeros defectuosos. Este proceso protege contra la formación de tumores [1]. Las vías reguladoras que conducen a la detención celular están controladas por los genes supresores de tumores p53 y RB. Dependiendo de la vía, las células pueden sufrir apoptosis o senescencia [1]. Los estudios han demostrado que una mayor protección tumoral por parte de p53 puede acortar la esperanza de vida de los ratones, lo que sugiere que esta vía puede tener impactos significativos en el envejecimiento [1]. La senescencia también es crucial en el proceso de fibrosis tisular durante la reparación del tejido y puede causar una diferenciación anormal de las células madre [2]. Las células senescentes secretan factores que crean un microambiente inflamatorio que contribuye al envejecimiento [2]. La inducción sostenida de p53 ocurre durante la senescencia, lo que resulta en una detención permanente del ciclo celular [3]. Los inductores de senescencia causan daños en el ADN que conducen a la activación de p53 y la salida del ciclo celular [3]. Existen mecanismos reguladores adicionales para p53, como la inducción de ARF y la interacción entre FOXO4 y p53 [3]. En este texto no se proporciona información sobre otros mecanismos de muerte celular relacionados con el envejecimiento.

¿Cómo afecta el envejecimiento a la homeostasis celular y contribuye al aumento de la muerte celular?

El envejecimiento es un proceso natural que daña los tejidos y las células, provocando una disminución de sus capacidades y funciones [4]. Este daño puede desencadenar diversas vías celulares que contribuyen al aumento de la muerte celular, como la piroptosis. La piroptosis es una forma de muerte celular programada que puede desempeñar un papel específico en el envejecimiento al contribuir a la respuesta inflamatoria y la desregulación celular en el proceso de envejecimiento [4].

Las células envejecidas también pueden ser más susceptibles al daño causado por estímulos externos que pueden desencadenar piroptosis, aumentando el riesgo de que se produzca piroptosis [4]. Además, el envejecimiento se asocia con un grave desequilibrio y remodelación del proteoma en C. elegans, que es causado por la desregulación de la regulación génica postranscripcional mediada por miARN [5]. Las células envejecidas son incapaces de mantener la homeostasis de las proteínas, lo que conduce a disfunciones celulares relacionadas con la edad y enfermedades degenerativas [5]. El proceso de envejecimiento también está asociado con la senescencia celular, que impulsa el envejecimiento del organismo y contribuye a enfermedades relacionadas con la edad, como el cáncer y los trastornos neurodegenerativos. La senescencia celular se inicia mediante las vías supresoras de tumores p16/Rb y/o p21/p53 [4][5]. Las células senescentes presentan características asociadas al daño del ADN que involucran segmentos de ADN con alteraciones de la cromatina que refuerzan la senescencia (DNA-SCARS) y focos de heterocromatina asociados a la senescencia [5]. La senescencia celular puede ser inducida por factores estresantes como cambios epigenéticos, inestabilidad genómica, metabolitos reactivos, disfunción mitocondrial, OS, inactivación de ciertos genes supresores de tumores, expresión oncogénica e infecciones virales [5]. Además, el envejecimiento se asocia con una mayor producción de ROS, lo que contribuye a una mayor muerte celular durante el envejecimiento [5]. En última instancia, estos factores contribuyen al envejecimiento patológico de los órganos, que se asocia con mayores niveles de inflamación y deterioro de la reparación de los órganos [4].

¿Cuáles son las implicaciones del aumento de la muerte celular en el envejecimiento para la salud y la enfermedad?

El aumento de la muerte celular durante el envejecimiento puede tener implicaciones importantes para la salud y la enfermedad. Uno de los principales mecanismos que regulan el envejecimiento es molecular, que incluye disfunción de los telómeros, pérdida de proteostasis, disfunción mitocondrial, agotamiento de las células madre y alteraciones epigenéticas. Estos mecanismos contribuyen a la disminución gradual de la función física en todos los sistemas orgánicos debido a la acumulación de daño causado por factores estresantes, lo que resulta en el desarrollo de trastornos crónicos en los seres humanos [6]. El aumento de la muerte celular en el envejecimiento se asocia con el estrés oxidativo crónico causado por niveles elevados de especies reactivas de oxígeno (ROS) [6]. La senescencia celular también es un factor causante del proceso de envejecimiento del organismo y facilita el envejecimiento y las enfermedades asociadas al envejecimiento. La senescencia celular provoca una disminución gradual de la proliferación, la capacidad de diferenciación y la función fisiológica de las células con el tiempo [6]. El envejecimiento aumenta los riesgos de muchas enfermedades comunes, como diabetes, enfermedad de Alzheimer, enfermedad de Parkinson, enfermedades cardiovasculares, enfermedad pulmonar obstructiva crónica, osteoporosis y osteoartritis [6]. Además, el envejecimiento conduce a una inflamación crónica de bajo grado conocida como **envejecimiento inmunológico**, que puede inducir fenotipos relacionados con el envejecimiento, como trastornos metabólicos, deterioro cognitivo y enfermedades cardiovasculares [6]. Las células inmunes también pueden inducir la producción de más citocinas proinflamatorias y empeorar las enfermedades relacionadas con el envejecimiento [6]. Además, la senescencia de las células T es una de las principales características de la senescencia inmune. La degeneración del timo, la disfunción mitocondrial, las alteraciones genéticas y epigenéticas y el desequilibrio en la homeostasis de las proteínas son las cuatro características principales de la senescencia de las células T. Las células T con disfunción mitocondrial pueden inducir fenotipos relacionados con el envejecimiento, como trastornos metabólicos, deterioro cognitivo y enfermedades cardiovasculares [6]. Por lo tanto, **el aumento de la muerte celular en el envejecimiento puede tener implicaciones para la salud y la enfermedad al contribuir al envejecimiento inmunológico y la senescencia de las células T, lo que puede acelerar el envejecimiento en múltiples órganos y sistemas** [6].

La relación entre el envejecimiento y la muerte celular es un fenómeno complejo que tiene importantes implicaciones para la salud y la enfermedad. En este apartado se ha arrojado luz sobre los mecanismos subyacentes a las vías reguladoras que conducen a la detención celular, que están controladas por los genes supresores de tumores p53 y RB. También ha identificado la senescencia de las células T como una de las principales características de la senescencia inmune, que protege contra la formación de tumores. En estos estudios se ha presentado además que las células de mamíferos que envejecen pueden entrar en senescencia, un estado en el que dejan de dividirse, si están dañadas o tienen telómeros defectuosos. **Los inductores de senescencia causan daños en el ADN que conducen a la activación de p53 y la salida del ciclo celular**. Y también se ha destacado los riesgos de muchas enfermedades comunes asociadas con el envejecimiento, incluida la diabetes, la enfermedad de Alzheimer, la enfermedad de Parkinson, las enfermedades cardiovasculares, la enfermedad pulmonar obstructiva crónica, la osteoporosis y la osteoartritis. El aumento de la muerte celular durante el envejecimiento puede tener implicaciones para la salud y la enfermedad al contribuir al envejecimiento inmunológico y la senescencia de las células T, lo que puede acelerar el envejecimiento en múltiples órganos y sistemas. El estudio ha identificado las vías supresoras de tumores p16/Rb y/o p21/p53 como iniciadoras de la senescencia celular. Además, las células T con disfunción mitocondrial pueden inducir fenotipos relacionados con el envejecimiento, como trastornos metabólicos, deterioro cognitivo y enfermedades cardiovasculares. En general, esta sección de investigación ha proporcionado nuevos conocimientos sobre la compleja relación entre el envejecimiento y la muerte celular, lo que tiene importantes implicaciones para comprender los mecanismos subyacentes a las enfermedades relacionadas con el envejecimiento y desarrollar nuevas estrategias para su prevención y tratamiento.

REFERENCIAS

1. *Aging and Cell Division*. (n.d.) Recuperado October 31, 2023, de www.nature.com

2. *Cellular Senescence and Ageing: Mechanisms and Interventions*. (n.d.) Recuperado October 31, 2023, de www.frontiersin.org/articles/10.3389/fragi.2022.866718

3. *Senescence and aging: Causes, consequences, and therapeutic avenues | Journal of Cell Biology | Rockefeller University Press*. (n.d.) Recuperado October 31, 2023, de rupress.org

4. *Inflammation and aging: signaling pathways and intervention therapies*. (n.d.) Recuperado October 31, 2023, de www.nature.com/articles/s41392-023-01502-8

5. *Antioxidants | Free Full-Text | Aging Hallmarks and the Role of Oxidative Stress*. (n.d.) Recuperado October 31, 2023, de www.mdpi.com/2076-3921/12/3/651

6. *Aging and aging-related diseases: from molecular mechanisms to interventions and treatments.* (n.d.) Recuperado October 31, 2023, de www.nature.com/articles/s41392-022-01251-0

De lo recién leído, creo que he resaltado poco texto en negrita: ya que prácticamente todo es muy interesante y espero, ahora que estoy señalando las posibles causas en este libro, se tenga muy en cuenta, lo último expuesto – como mínimo-, por todos los estudiosos en relación con la enfermedad de la ELA.

E insisto de nuevo: ¿Servirá algunas de las pesquisas expuestas en los párrafos anteriores a los estudiosos en ELA para paliar e incluso hallar una cura a dicha enfermedad? Esperemos que algo sí, y si es mucho más que algo… mejor.

Pero sigamos ampliando un poco más este tema del envejecimiento en los humanos… desde el punto de vista de terapias y tratamientos en nuestra actualidad:

TERAPIAS Y ESTUDIOS ANTIENVEJECIMIENTO

Las terapias y estudios antienvejecimiento se han convertido en un campo en rápido crecimiento dentro de la medicina. A medida que la población mundial envejece, cada vez más personas buscan formas de mantener un aspecto y una salud juvenil. En este sentido, las terapias de células madre se han posicionado como una opción eficaz y prometedora.

Las células madre son células especializadas que tienen la capacidad de regenerarse y diferenciarse en diferentes tipos de células en el cuerpo. Estas células pueden ser obtenidas de diversos tejidos, como la médula ósea o la grasa, y son capaces de reparar y rejuvenecer los tejidos dañados o envejecidos.

Las terapias con células madre han sido utilizadas con éxito en el tratamiento de diversas enfermedades y afecciones, desde enfermedades del corazón hasta lesiones de médula espinal. Sin embargo, también han demostrado ser efectivas en la lucha contra el envejecimiento.

Uno de los enfoques más prometedores en la terapia antienvejecimiento es el uso de células madre en la regeneración de la piel. A medida que envejecemos, nuestra piel pierde elasticidad y firmeza, y aparecen arrugas y manchas. Utilizando células madre, es posible estimular la producción de colágeno y elastina, proteínas esenciales para mantener una piel joven y saludable.

Además de la regeneración de la piel, las terapias con células madre también pueden ser utilizadas en la regeneración de tejidos musculares y óseos. A medida que envejecemos, nuestros músculos y huesos tienden a debilitarse y perder fuerza.

En el contexto de las terapias antienvejecimiento, las células madre se utilizan para reparar y reemplazar tejidos dañados o envejecidos. Por ejemplo, en el caso de enfermedades neurodegenerativas como el Alzheimer o el Parkinson, las células madre pueden ser utilizadas para regenerar las células cerebrales dañadas. De esta manera, se espera no sólo frenar el avance de estas enfermedades, sino también mejorar la calidad de vida de los pacientes.

Otro enfoque importante dentro de las terapias antienvejecimiento es el uso de tratamientos hormonales. Con el paso de los años, nuestros niveles hormonales disminuyen, lo que puede tener un impacto negativo en nuestra salud y bienestar general. Mediante el uso de terapias hormonales, se busca restablecer los niveles hormonales óptimos y contrarrestar los efectos del envejecimiento.

Bien, una vez leído lo último que he recopilado y aportado por si sirviera... reaparezco, antes de acabar este capítulo, con mi apartado de Conclusión de Conclusiones y me pregunto sobre uno de los medicamentos que se les suministra a los pacientes de ELA y recopilo lo siguiente:

"Aviso de prensa: Un medicamento reutilizado para ELA se muestra prometedor en un modelo de ratón de un trastorno genético infantil poco común

*El riluzol, un fármaco aprobado para tratar La esclerosis lateral amiotrófica (ELA), una enfermedad que afecta a las células nerviosas que controlan el movimiento, **podría retrasar la pérdida gradual de una célula cerebral específica** que se produce en la enfermedad de Niemann-Pick tipo C1 (NPC1), un trastorno genético poco común que afecta a niños y adolescentes, sugiere un estudio en ratones realizado por científicos de los Institutos Nacionales de la Salud.*

El estudio fue realizado por Forbes D. Porter, M.D., Ph.D., del Instituto Nacional de Salud Infantil y Desarrollo Humano (NICHD) Eunice Kennedy Shriver de los NIH, y colegas del Instituto Nacional de Investigación del Genoma Humano y el Instituto Nacional de Artritis y Enfermedades Músculoesqueléticas y de la Piel. Aparece en Molecular Genetics and Metabolism (Genética y Metabolismo Molecular). El estudio fue financiado en parte por una subvención de la Fundación de Investigación Médica Ara Parseghian.

La NPC1 es el resultado de una capacidad alterada para mover el colesterol a través de las células, lo que conduce a dificultades para controlar los movimientos, enfermedades hepáticas y pulmonares, problemas para deglutir, deterioro intelectual y la muerte. Gran parte de las dificultades de movimiento en la NPC1 se deben a la pérdida gradual de las células cerebrales conocidas como neuronas de Purkinje. Los investigadores encontraron que los ratones con una forma de NPC1 tienen una capacidad disminuida para reducir los niveles de glutamato (una sustancia química del cerebro que estimula las neuronas) después de que se ha unido a la superficie de una neurona. Los niveles altos de glutamato pueden ser tóxicos para las células. Los investigadores creen que la **acumulación de glutamato contribuye a la pérdida de células cerebrales** que se observa en la enfermedad. *El riluzol bloquea la liberación de glutamato y, por lo tanto, retrasa la progresión de ELA en las personas.*"

Extraído de... NICHD.NIH.GOV, publicado el 19 de Noviembre, 2021.

Esta vez sí he resaltado –yo- las partes del texto que aparecen en letra negrita.

¿Viene a decir, lo resaltado en negrita, que se mejora la calidad de vida de la célula y, por ende, perdura más al sufrir menos por el no exceso de glutamato? Vamos, que **duran más las células**. Eso es lo que fácilmente se entiende. Cosa que apoya mi tesis, la que estoy exponiendo con mi semi-Conclusión de Conclusiones a lo largo de este capítulo.

Por cierto, fármaco que se empleaba para otra enfermedad. De una forma indirecta sirve (sin conocer la causa) para la ELA. Bien por quién o quienes se dieron cuenta para aplicarlo a otros enfermos.

Y digo yo (ya que estoy con la deducción lógica, desde hace ya un buen rato): ¿y un tratamiento directo, a los enfermos de ELA, en las células musculares y tejidos no les haría mejorar y prolongar su vida? ¡Pregunto! Ya que el Riluzol, al parecer, sólo tiene una acción efectiva en las células cerebrales –o eso dice la nota de prensa anteriormente leída.

Claro que si lo hay (o hubiera) dicho tratamiento; si no: habría que desarrollarlo. Porque si no lo hay espero y deseo que se estudie para que lo haya en un futuro no muy lejano –cuanto antes- y se aplique un tratamiento (a modo de fármaco, al estilo de Riluzol más directo en las extremidades y demás músculos (recordemos que el corazón también lo es) y tejidos (pulmones que también lo son) y, así, probablemente, se podría alcanzar, algún día –y esperemos que pronto-, una cura o una gran mejoría para ganar bastantes más años de vida en los enfermos de ELA.

Y añado, también, que "El riluzol pertenece a una clase de medicamentos llamados benzotiazoles. Su acción consiste en cambiar la actividad de ciertas sustancias naturales en el cuerpo que afectan los nervios y los músculos." Extraído de https://medlineplus.gov

Leamos lo siguiente: "*La presente invención se refiere a una familia de benzotialoles diferentemente sustituidos que presentan actividad inhibitoria de la enzima caseína quinasa 1 (CK-1), por lo que son útiles para el tratamiento o prevención de enfermedades mediadas por esta enzima, especialmente, enfermedades relacionadas con el ritmo circadiano, enfermedades inflamatorias, autoinmunes, psiquiátricas, neurodegenerativas, neurológicas, oftalmológicas, así **como para inducir regeneración celular**.*" Extraído de digital.csic.es

Ajá, ¿Entendemos qué el Riluzol "ayuda" a regenerar las células? Pues, entonces, todo lo ya presentado en este libro, hipótesis mía incluida, no va demasiado desencaminado.

Y si, ahora, indagamos un poco sobre el otro tratamiento ya mencionado junto a Riluzol en el capítulo II y que ambos medicamentos también resalté en negrita:

"*La **Edaravona** se usa para tratar la esclerosis lateral amiotrófica (ELA, enfermedad de Lou Gehrig; una afección en la que los nervios que controlan el movimiento de los músculos mueren lentamente, haciendo que estos se encojan y se debiliten). La edaravona pertenece a una clase de medicamentos llamados **antioxidantes**. Puede servir para frenar el daño nervioso asociado al empeoramiento de los síntomas de la ELA.*"

Eso es lo que nos indica la web https://medlineplus.gov.

Como se ve, en el texto, sólo he resaltado dos palabras en negrita: una es el nombre del fármaco, **Edaravona,** y otra cuando dice *"...pertenece a una clase de medicamentos llamados **antioxidantes".***

Y esto me ha hecho recordar (que por alguna razón leí hace un tiempo), al leer **antioxidantes**, lo que decía, en su momento, Otto Warburg (1883-1970). Fisiólogo alemán. Premio Nobel (1931) en fisiología:

En su obra "El metabolismo de los tumores", Warburg demostró que todas las formas de cáncer se caracterizan por dos condiciones básicas: la acidosis y la hipoxia (falta de oxígeno). Por lo tanto descubrió que las células cancerosas son anaerobias (no respiran oxígeno) y no pueden sobrevivir en presencia de altos niveles de oxígeno. En cambio, sobreviven gracias a la **glucosa... siempre y cuando el entorno esté libre de oxígeno**.

Luego abordaremos el apunte de "**glucosa**". Antes, sigamos con la siguiente reflexión...

Y las células sanas sobreviven porque tienen oxígeno, ¿no? Por lo tanto alimentan de oxígeno a los músculos y tejidos (es su vehículo): si no hay células (si van desapareciendo debido a fibrosis múltiples) imposible que las partes del organismo afectadas (sin suficientes células) desempeñen un papel normal, ¿no?.

Se decía, antes de la quimioterapia diana, que la quimio mataba el 90% de células: buenas y malas. Eso decían los médicos hasta no hace mucho, al parecer el tratamiento con quimioterapia ha evolucionado, afortunadamente, mucho. Y en este mismo capítulo en el que estamos se ha dicho (antes): "...**la ELA puede proteger contra el cáncer según un gran estudio longitudinal observacional publicado por Su et al. en 2016.**" Claro, ¡cómo no va a proteger! Si hay tan pocas células vivas en un paciente de ELA (porque las células van muriendo debido a las fibrosis que padece el enfermo y por su envejecimiento natural –doblemente-) siempre tendrá menos posibilidades de padecer cáncer... si de algún modo tiene una quimioterapia intrínseca, si se me permite el atrevido símil; esto último mencionado es lo mismo que se suele decir sobre los enfermos de avanzada edad (más de 90 años) diagnosticados de algún cáncer... mejor no tocarlos: porque no avanza el cáncer apenas debido a su déficit natural de células, ¿no?.

Y como el azúcar (**glucosa**), que es un **antioxidante**, es un buen reproductor/multiplicador de células... malignas y benignas: a ver si vamos a tener que volver a tomar azúcar de azucarillo, por lo menos los enfermos de ELA para que subsistan sus células.

Tampoco tanto, debería decir. Porque para eso están los expertos y sabrán valorar esta sucesión lógica dicha en estos últimos párrafos... y, así, obrar en consecuencia, si lo tienen a bien, para paliar el déficit de células en pacientes de ELA. Es decir: una persona sana debería controlar su nivel de glucosa en sangre, evidentemente; pero una persona que padezca ELA quizá debería plantearse, bajo supervisión científica/médica, el aumentar su nivel de antioxidante: ¿acaso no es lo que hace, de algún modo, el fármaco **Edaravona** que se le suministra actualmente a los enfermos de ELA? Pues, tal vez, se debería potenciar, también, -más-estudios por esta línea de investigación para futuros, o inmediatos, tratamientos.

Recordemos que, también, antioxidantes de forma natural los podemos encontrar, además del azúcar, en muchos alimentos (y no sólo en la Vitamina C). Sirva esta recopilación de información, que he realizado, y se muestra a continuación, para reforzar esta idea de posible mejoría para los enfermos de ELA:

Los efectos de los antioxidantes y el azúcar sobre la función y la salud celular

El consumo de antioxidantes y azúcar ha sido un tema de interés en los últimos años debido a su potencial impacto en la salud y función celular. Los antioxidantes son compuestos que se encuentran en alimentos como frutas, verduras y nueces que protegen a las células del daño causado por los radicales libres. Por otro lado, el azúcar es un carbohidrato de consumo común que se ha relacionado con varios problemas de salud, como la obesidad, la diabetes y las enfermedades cardiovasculares. En este apartado, examinaremos las fuentes de antioxidantes y azúcar en nuestra dieta, revisaremos cómo los antioxidantes afectan a la salud y la función celular e investigaremos la relación entre la ingesta de azúcar y la salud celular. Al comprender estas relaciones, podemos comprender mejor cómo promover la salud celular y prevenir enfermedades.

El impacto de los antioxidantes y el azúcar en la salud y función celular

¿Cuáles son las fuentes de antioxidantes y azúcar en nuestra dieta?

Los antioxidantes son esenciales para mantener una salud óptima y se pueden encontrar tanto en alimentos de origen animal como vegetal. En particular, las frutas, verduras y bayas son excelentes fuentes de antioxidantes, mientras que las nueces, los cereales integrales, algunas carnes, aves y pescados también contienen estas moléculas beneficiosas [1][2][3]. En realidad, el café es la mayor fuente de antioxidantes en la dieta occidental [1]. Los flavonoides que se encuentran en alimentos como las manzanas, las uvas, los cítricos, las bayas, el té, las cebollas, el aceite de oliva y el vino tinto son otras fuentes de antioxidantes que pueden ayudar a prevenir algunas enfermedades [2]. Los licopenos de los tomates y las antocianinas que se encuentran en los arándanos son ejemplos de fitoquímicos que actúan como antioxidantes no nutritivos [2]. Los antioxidantes eliminan los radicales libres de las células del cuerpo y previenen o reducen el daño causado por la oxidación [2]. Aunque no hay menciones específicas de las fuentes de azúcar en el texto, se sabe que el azúcar está presente en nuestra dieta [1]. Si bien los suplementos pueden no ser tan efectivos como los alimentos integrales para reducir el daño oxidativo [1], una dieta rica en antioxidantes provenientes de alimentos integrales como frutas, verduras y cereales integrales generalmente es baja en grasas saturadas y colesterol y es una buena fuente de vitaminas y minerales. [3][1]. En general, es importante consumir alimentos ricos en antioxidantes para mantener una salud óptima y reducir el riesgo de muchas enfermedades [1][2].

¿Cómo afectan los antioxidantes a la salud y función celular?

Los antioxidantes desempeñan un papel crucial en la salud y el funcionamiento celular. Los antioxidantes protegen las células contra los efectos tóxicos de los radicales libres al neutralizar el exceso de radicales libres [4]. Los antioxidantes de la dieta ayudan a los antioxidantes endógenos a neutralizar el estrés oxidativo, y la deficiencia de nutrientes antioxidantes puede causar patologías crónicas y degenerativas [4]. Las investigaciones han demostrado que los fitoquímicos antioxidantes en las verduras y frutas pueden aumentar la producción de citocinas antiinflamatorias o disminuir la producción de citocinas proinflamatorias, lo que contribuye a la prevención de enfermedades [5]. Los compuestos naturales como la curcumina, el resveratrol y las antocianinas podrían reducir la inflamación al inhibir la producción de prostaglandinas, la actividad de NF-κB y enzimas oxidativas específicas [5]. La vitamina E es particularmente importante para proteger las células de la peroxidación lipídica y prevenir enfermedades crónicas asociadas con el estrés oxidativo [5]. Los antioxidantes pueden afectar la salud celular y funcionar positivamente, y aumentar las defensas antioxidantes naturales del cuerpo o complementar la dieta con antioxidantes puede prevenir diversas enfermedades crónicas o ralentizar su progresión [5]. Sin embargo, es importante tener en cuenta que la ingesta excesiva de antioxidantes aislados puede ser tóxica y que los antioxidantes aislados pueden promover el daño oxidativo en lugar de prevenirlo, lo que se conoce como la "paradoja de los antioxidantes" [1]. Por lo tanto, las elecciones de estilo de vida, como evitar fuentes oxidantes como los cigarrillos, el alcohol, la mala alimentación y el estrés, desempeñan un papel importante en la determinación de la salud y la función celular [4]. En conclusión, los antioxidantes son una vía prometedora para el tratamiento de enfermedades crónicas y degenerativas, y aumentar la capacidad antioxidante de las células puede ser una estrategia terapéutica futura [4].

¿Cuál es la relación entre la ingesta de azúcar y la salud celular?

La ingesta excesiva de azúcar supone un riesgo importante para la salud celular y puede provocar trastornos metabólicos y enfermedades crónicas. La ingesta de azúcar puede inducir el aumento de mediadores inflamatorios en varios tejidos, lo que lleva a una inflamación crónica de bajo grado, que está estrechamente relacionada con la obesidad, la diabetes y las enfermedades cardíacas [6][7]. El hígado se ve especialmente afectado por una ingesta elevada de azúcar, ya que está sobrecargado y metaboliza el azúcar de la misma manera que el alcohol [7]. Además, la acumulación de grasa debido a la ingesta de azúcar puede provocar la enfermedad del hígado graso, que contribuye a la diabetes [7]. El consumo de bebidas con alto contenido de azúcar y alimentos procesados ha aumentado significativamente en los últimos 30 años, lo que convierte la ingesta de azúcar en un factor de riesgo ambiental potencial para una mayor incidencia de muchas enfermedades no transmisibles [6]. Los azúcares dietéticos como la glucosa, la fructosa, la sacarosa y el jarabe de maíz con alto contenido de fructosa (JMAF) se absorben principalmente en el intestino y son principalmente hexosas. El consumo de altos niveles de hexosa en la dieta puede provocar la aparición y el agravamiento de la inflamación

[6]. La ingesta excesiva de hexosa desempeña un papel en la regulación de enfermedades inflamatorias humanas y puede afectar negativamente a la función mitocondrial [6][8]. Además, consumir demasiada azúcar agregada puede aumentar la inflamación crónica y contribuir al aumento de peso [7][9]. La literatura existente sugiere que los estudios se centran principalmente en las respuestas celulares más que en los parámetros sanguíneos y el panorama de los metabolitos. Se necesitan más estudios para comprender la relación entre la ingesta de azúcar y las respuestas celulares [8].

En fin, todo a su debida medida. Para eso están los expertos en salud (médicos e investigadores). Siempre es bueno consultar (en caso de duda o síntomas o simplemente revisiones periódicas como previsión) a un buen profesional: para que nos ofrezca el mejor equilibrio en cada determinado momento de nuestras vidas (sanos, para evitar enfermar... o ya enfermos).

REFERENCIAS

1. *Antioxidants Explained in Simple Terms*. (n.d.) Recuperado November 1, 2023, de www.healthline.com/nutrition/antioxidants-explained
2. *Antioxidants*. (n.d.) Recuperado November 1, 2023, de www.betterhealth.vic.gov.au
3. *Antioxidants*. (n.d.) Recuperado November 1, 2023, de www.mayoclinic.org
4. *Free Radicals, Antioxidants in Disease and Health*. (n.d.) Recuperado November 1, 2023, de www.ncbi.nlm.nih.gov/pmc/articles/PMC3614697/
5. *Antioxidants | Free Full-Text | The Impact of Oxidative Stress in Human Pathology: Focus on Gastrointestinal Disorders*. (n.d.) Recuperado November 1, 2023, de www.mdpi.com/2076-3921/10/2/201

6. *Excessive intake of sugar: An accomplice of inflammation*. (n.d.) Recuperado November 1, 2023, de www.frontiersin.org/articles/10.3389/fimmu.2022.988481

7. *The sweet danger of sugar - Harvard Health*. (n.d.) Recuperado November 1, 2023, de www.health.harvard.edu

8. *Diabetology | Free Full-Text | The Bitter Side of Sugar Consumption: A Mitochondrial Perspective on DiabetesDevelopment*. (n.d.) Recuperado November 1, 2023, de www.mdpi.com/2673-4540/3/4/44

9. *Frequently Asked Questions About Nutrition*. (n.d.) Recuperado November 1, 2023, de www.dana-farber.org

Pero veamos, muy rápidamente, algo más sobre otro aspecto muy importante y que también depende de las células (o tiene relación):

El organismo humano utiliza la energía para muchos propósitos; por ejemplo: caminar, correr, moverse, respirar, crecer, madurar los tejidos, producir leche materna y mantener los tejidos sanos. La energía necesaria para vivir se obtiene de los alimentos.

¿Qué órgano produce la energía en el cuerpo humano?

Esta energía se genera a partir del ciclo de Krebs en todas las células del organismo, concretamente, dentro de las **mitocondrias**. Sirve para realizar todas las funciones bioquímicas, endocrinas, musculares, neuronales y mecánicas que requieren energía.

Pero si no hay célula: tampoco habrá energía (ni contenidas en ATP ni por nada). Y sería algo parecido a una persona envejecida (cuantas menos células vivas le queden): falto de energía, distinta vida a cuando era menos mayor, y, por ende, se debilita: le faltará energía, en el mejor de los casos.

¿Qué parte del cuerpo consume más energía?

Aunque supone sólo el 2% del peso medio de una persona adulta, el cerebro consume más del 20% de la energía que generamos (unos 20 watios al día con una dieta de 2.400 kilocalorías). El principal combustible de nuestro órgano pensante es la glucosa. Sí: el cerebro es un glotón y, además, caprichoso. Si deja de recibir alimento durante sólo diez minutos, empezarán a producirse en él daños irreversibles.   Ningún otro órgano del cuerpo tiene una dependencia energética tan urgente.

Y ahora, de nuevo, realizamos otro mini informe más (de los muchos que estamos haciendo en este libro) para recabar más información a todo lo referido, en los recientes párrafos, sobre la energía…

Explorando la interacción entre el ciclo de Krebs, la producción de ATP, la mielina y el sistema nervioso periférico.

El ciclo de Krebs es un componente esencial de la respiración celular y desempeña un papel crucial en la producción de ATP. El ATP, o trifosfato de adenosina, es una molécula que transporta energía para los procesos celulares, incluidos los del sistema nervioso periférico. La mielina, una sustancia grasa que rodea las fibras nerviosas, también es un componente crítico del sistema nervioso periférico, ya que facilita la rápida transmisión de señales nerviosas. Este resumen explora la interacción entre el ciclo de Krebs, la producción de ATP, la mielina y el sistema nervioso periférico. Primero, examinaremos el ciclo de Krebs y su papel en la respiración celular. Luego exploraremos cómo se produce ATP a través del ciclo de Krebs y su importancia en el sistema nervioso periférico. Finalmente, investigaremos la función de la mielina en el sistema nervioso periférico y su relación con el ciclo de Krebs y la producción de ATP. Este trabajo de investigación tiene como objetivo profundizar nuestra comprensión de la compleja relación entre estos componentes esenciales y sus implicaciones para el funcionamiento del sistema nervioso periférico.

La relación entre el ciclo de Krebs, la producción de ATP, la mielina y el sistema nervioso periférico.

¿Qué es el ciclo de Krebs y su papel en la respiración celular?

El ciclo de Krebs, también conocido como ciclo del ácido cítrico, es una parte crucial de la respiración celular y ocurre en las mitocondrias de las células eucariotas. Es una vía metabólica que permite a las células metabolizar la glucosa y obtener la energía necesaria para el crecimiento y otras funciones celulares [1]. El ciclo de Krebs puede funcionar sin oxígeno, pero la fosforilación oxidativa, la etapa final de la respiración celular aeróbica, requiere oxígeno. La energía generada por el ciclo de Krebs se puede utilizar para sintetizar moléculas orgánicas necesarias para diversas funciones del cuerpo, como los latidos del corazón, la frecuencia respiratoria y la regulación de la temperatura [1]. El ciclo de Krebs está vinculado a los sistemas vitales del cuerpo y la identificación de factores críticos en el ciclo de Krebs puede ayudar a mejorar los resultados de salud y controlar las enfermedades [1]. Se necesitan hormonas, enzimas y moléculas metabólicas para garantizar el funcionamiento óptimo del cuerpo durante el metabolismo de la glucosa [1]. Es un proceso metabólico celular crítico que acumula combustible para la conversión de energía y apoya los procesos anabólicos en el entorno celular [1]. Los intermediarios del ciclo de Krebs tienen efectos tanto directos como indirectos sobre la función, la memoria y la activación inmunes. Comprender los efectos de los intermediarios del ciclo de Krebs sobre los procesos endocrinos e inmunes puede proporcionar información valiosa para el desarrollo de nuevas terapias [1]. El succinato es una molécula intermedia en el ciclo de Krebs que puede funcionar de manera paracrina y autocrina y aumentar la producción de macrófagos. También puede acumularse en macrófagos tratados con LPS/IFN-γ y funcionar como un metabolito proinflamatorio [1]. La disfunción en el ciclo de Krebs y sus enzimas puede provocar trastornos y activación de procesos adaptativos para favorecer la supervivencia celular [1]. La comprensión del ciclo de Krebs y las funciones inmunes puede conducir a la identificación de nuevas modalidades terapéuticas [1]. Además, el ciclo de Krebs guía la formación de vasos sanguíneos y linfáticos, y la energía que se obtiene de él es esencial para el crecimiento adecuado del sistema endotelial [2].

¿Cómo se produce ATP a través del ciclo de Krebs?

El ciclo de Krebs, también conocido como ciclo del ácido cítrico o ciclo del TCA, es una parte fundamental de la respiración celular y juega un papel crucial en la producción de ATP. El ciclo comienza con la combinación de acetil-CoA con oxalacetato para formar citrato. La molécula de citrato sufre una serie de ocho reacciones, donde se oxida a CO_2 y la energía se almacena en moléculas NADH+H+, FADH2 y GTP [2]. Luego, NADH+H+ y FADH2 depositan sus electrones en la cadena de transporte de electrones, impulsando la fosforilación oxidativa y la síntesis de ATP [3][2]. Aunque el ciclo de Krebs en sí no produce mucho ATP directamente, genera ATP indirectamente a través de las moléculas NADH y FADH2 que produce [3]. Cada molécula de acetil-CoA que ingresa al ciclo del TCA produce 12 moléculas de ATP, incluida una molécula de GTP o ATP producida mediante fosforilación a nivel de sustrato por vuelta del ciclo [2][3]. En las células eucariotas, el ciclo de Krebs tiene lugar en la matriz mitocondrial, donde están presentes todas las enzimas necesarias para sus reacciones bioquímicas [2]. El ciclo está regulado por la disponibilidad de sustratos NAD+ y FAD, que controlan la producción de NADH y FADH2 por el ciclo. Además, las altas concentraciones de NADH inhiben el ciclo de Krebs, asegurando un equilibrio entre la producción de ATP y las necesidades metabólicas [2]. Aunque la producción de ATP del ciclo de Krebs puede parecer poco impresionante, es un proceso metabólico crítico que ayuda a las células a obtener la energía necesaria para el crecimiento y otras funciones celulares [3].

¿Cuál es la función de la mielina en el sistema nervioso periférico?

La mielina es una sustancia grasa que rodea los axones de las neuronas del sistema nervioso periférico y se forma por la diferenciación de la membrana plasmática de las células de Schwann [4]. La señal de mielinización es producida por axones con un diámetro superior a 0,7 micrones e incluye una molécula difusible [4]. La mielina tiene una alta proporción de lípidos y proteínas que la distingue de otras membranas biológicas [4]. La función principal de la vaina de mielina es permitir la propagación más rápida de los potenciales de acción a lo largo de los axones que rodea en el sistema nervioso periférico, permitiendo la conducción saltatoria del impulso nervioso [4]. La mielina es producida por las células de Schwann en el sistema nervioso periférico [5]. Durante el desarrollo, la vaina de mielina se deposita alrededor del axón mediante células de Schwann inmaduras [4]. Las células de Schwann también pueden mielinizar múltiples axones [5]. Se han identificado varias proteínas específicas de mielina en la membrana de mielina [4]. La investigación en ratones transgénicos con mutaciones nulas ha demostrado que la formación de mielina es considerablemente menos sensible [4]. Además, la glía MEP carece de krox20, un iniciador clave de la mielinización de las células de Schwann, y las células de Schwann se ven afectadas por la deficiencia de gpr126 [5]. En última instancia, la mielina en el sistema nervioso periférico funciona para aislar y proteger los axones, lo que permite una comunicación eficiente y efectiva entre las neuronas del cuerpo. [5]

Este trabajo de investigación exploró la interacción entre el ciclo de Krebs, la producción de ATP, la mielina y el sistema nervioso periférico. Los hallazgos sugieren que el ciclo de Krebs es un proceso metabólico crítico que permite a las células metabolizar la glucosa y obtener la energía necesaria para el crecimiento y otras funciones celulares. El estudio también identificó el papel de la mielina en el sistema nervioso periférico, que funciona para aislar y proteger los axones, permitiendo una comunicación eficiente y efectiva entre las neuronas del cuerpo. También se observó la falta de krox20 en la glía MEP y el efecto de la deficiencia de gpr126 en las células de Schwann. Estos hallazgos proporcionan información sobre los factores cruciales que impulsan el funcionamiento del ciclo de Krebs y la producción de mielina, lo que puede ayudar a mejorar los resultados de salud y controlar las enfermedades; aunque tienen sus limitaciones, como la falta de exploración de los posibles efectos de otros factores sobre el ciclo de Krebs y la producción de mielina. Por lo tanto, las investigaciones futuras deberían centrarse en explorar estos factores para proporcionar una comprensión más completa de los mecanismos involucrados. Conclusión, lo recién leído proporciona información importante sobre la interacción entre el ciclo de Krebs, la producción de ATP, la mielina y el sistema nervioso periférico, lo que puede contribuir al avance continuo del conocimiento en este campo.

REFERENCIAS

1. Endocrines | Free Full-Text | The Impact of Krebs Cycle Intermediates on the Endocrine *System and Immune System: A Comparison.* (n.d.) Recuperado November 5, 2023, de www.mdpi.com/2673-396X/4/1/16

2. *Bookshelf.* (n.d.) Recuperado November 5, 2023, de www.ncbi.nlm.nih.gov/books/NBK556032/

3. *The citric acid cycle.* (n.d.) Recuperado November 5, 2023, de www.khanacademy.org

4. *Myelin synthesis in the peripheral nervous system - PubMed.* (n.d.) Recuperado November 5, 2023, de pubmed.ncbi.nlm.nih.gov/10727776/

5. *Cells | Free Full-Text | Oligodendrocytes in Development, Myelin Generation and Beyond.* (n.d.) Recuperado November 5, 2023, de www.mdpi.com/2073-4409/8/11/1424

Nota: Como podrá estar comprobando (hasta ahora y lo que queda), señor lector, estoy utilizando estudios muy actualizados en cada mini informe (como el que acaba de leer con sus citas) que voy presentando para ahondar en cada tema tratado (si no todas, casi todas llevan fecha de 2023),

El asunto es que todo lo mencionado, en este mini informe, circula (transcurre/pasa) por el cuello: y sólo con dañar la Mielina ya bastaría para fastidiar el correcto funcionamiento del Sistema Nervioso Periférico; y si no: cualquier fibrosis muscular ya impediría la óptima actividad de los músculos (por muerte celular). Solamente digo esto desde la lógica, una vez leído lo expuesto: pero son los científicos los que le deben dar validez, obviamente, a todo esto si tiene algún sentido para que se padezca ELA.

Y siguiendo la lógica, de lo recién inquirido, ¿sería que una persona que sufra de ELA pueda tener un comportamiento distinto según su estatura? Si el cerebro consume un 20%... y su cuerpo no es tan voluminoso: ¿necesitaría menos energía, no?

También hay que recordar que hasta 12 meridianos tienen que pasar por el cuello, y estos meridianos también distribuye la energía desde el cerebro: ¿si alguno fuera dañado qué ocurriría? Como por ejemplo: el meridiano Triple Calentador y/o Vasogobernador.

Pero sólo estoy elucubrando, quizá sin todo el fundamento o rigor científico que me falta... pero sí, por lo menos, desde la lógica –vuelvo a insistir. Y ya que estoy, con mis conjeturas, me decantaría por la muerte celular en cuanto al problema que nos ocupa (ELA): ya que si fuera dañado el sistema nervioso periférico (por ejemplo debido a un daño directo en la Mielina) en el cuello (a hacer ejercicio de alto nivel o no de tan alto nivel como aseveran ya estudios), por ejemplo, se apreciarían antes los síntomas... y no entre los 40 a 70 años; y. recordemos, que la media del diagnóstico de ELA está en 55 años (¿cobra sentido la imagen comparativa de muerte celular que expuse anteriormente?). Aunque la mielina también podría 'dañarse' indirectamente, recordemos lo leído poca**s páginas antes en nuestro mini informe:** "La mielina es producida por las células de Schwann en el sistema nervioso periférico.".

Y este tema en concreto, la Mielina, me recuerda a la película, titulada en español, "El aceite de la vida": en la cual se trata de una investigación de unos padres para encontrar una solución para su hijo enfermo, ya que los médicos les dijeron que no había tratamiento que lo salvara. Se trataba de la enfermedad denominada adrenoleucodistrofia y debido a esta patología le producía una desmielinización: e iba entrando en una parálisis, etc., etc. La enfermedad del chico, de dicha película, refería a una enfermedad hereditaria (esto es otro tema distinto a la ELA... pero con síntomas parecidos).

¿Qué es la desmielinización? Es un proceso patológico en el cual se daña la capa de mielina de las fibras nerviosas. La pérdida de las vainas de mielina en los axones de las neuronas es el distintivo de las llamadas enfermedades desmielinizantes; esta destrucción puede implicar el mal funcionamiento de órganos o músculos.

Y como los padres encontraron la solución: crearon un 'Aceite', con ayuda de un doctor qué les hizo caso, pues quizá podría servir para paliar, se me ocurre desde el deseo y la lógica, a los enfermos de ELA... si es que fuera el problema una desmielinización, claro.

Pero hablemos, por si pudiera servir como ayuda genérica, de otros aceites, el común: el de Oliva y/o Girasol.

El aceite, común, es de un alto valor energético para el cuerpo humano: y de hecho es muy necesario.

También recordemos que la energía está en el azúcar. Por eso, a continuación, elaboro otro mi informe (recabo información al respecto) sobre lo recién apuntado.

El impacto del aceite y el azúcar en los niveles de energía humana: resumen comparativo.

El consumo de aceite y azúcar ha sido una parte importante de la dieta humana durante siglos. Sin embargo, el impacto de estas sustancias en los niveles de energía humanos, particularmente en las células, ha sido un tema de debate. Esta recopilación de información tiene como objetivo tratar el efecto del aceite y el azúcar en los niveles de energía humana y su impacto a largo plazo. Este resumen explorará las principales fuentes de aceite y azúcar en la dieta humana y cómo su consumo afecta los niveles de energía. Además, examinará el impacto del aceite y el azúcar en los niveles de energía a largo plazo. Los hallazgos de este 'mini informe' proporcionarán un acercamiento del papel del aceite y el azúcar en los niveles de energía humana y su impacto potencial en la salud general.

El efecto del aceite y el azúcar en los niveles de energía humana, más concretamente en las células

¿Cuáles son las principales fuentes de aceite y azúcar en la dieta humana?

La dieta humana contiene diversas fuentes de aceite y azúcar. Las grasas y los aceites son las principales fuentes de aceite en la dieta humana [1]. Las principales fuentes de azúcar en la dieta humana son los alimentos azucarados como conservas, jarabes y dulces [1][2]. Los alimentos con alto contenido de azúcar agregada incluyen refrescos, galletas, pasteles, dulces, postres helados y algunas bebidas de frutas [3]. El consumo excesivo de azúcar, especialmente de bebidas azucaradas, está relacionado con la aterosclerosis. Las dietas ricas en azúcar también se asocian con la obesidad, las caries y otros problemas de salud [3][2].

Los alimentos azucarados pueden provocar un aumento en los niveles de azúcar e insulina en sangre, lo que provoca una mayor producción de grasa e inflamación. Esto puede conducir al desarrollo de numerosos condiciones no favorables para la salud [2]. Además, los cereales refinados como el arroz blanco y la harina blanca que se utilizan en muchas pastas y panes también son una de las principales fuentes de carbohidratos en la dieta humana. Estos alimentos contienen carbohidratos que pueden hacer que los niveles de azúcar en **sangre aumenten rápidamente [3].**

Algunos alimentos contienen azúcares simples y cereales altamente refinados que contribuyen a la ingesta de carbohidratos en la dieta humana [3].

¿Cómo afecta el consumo de aceite y azúcar a los niveles de energía?

El consumo de aceite y azúcar afecta los niveles de energía de diferentes maneras. Los carbohidratos del azúcar proporcionan el suministro de energía más rápido, pero este efecto es de corta duración [4]. Por otro lado, las grasas son el nutriente que más lentamente aporta energía, pero proporcionan una liberación de energía más sostenida. También es importante el tipo de grasa consumida; Se prefieren las grasas insaturadas a las saturadas porque el cuerpo las metaboliza más fácilmente [4]. El consumo excesivo de alimentos azucarados puede provocar caries y otros problemas de salud, pero también puede provocar un aumento rápido pero temporal de los niveles de energía. Por ello, es importante encontrar un equilibrio entre el consumo de carbohidratos y grasas para mantener niveles saludables de energía durante todo el día.

¿Cuál es el impacto del aceite y el azúcar en los niveles de energía a largo plazo?

Aunque los carbohidratos proporcionan una fuente rápida de energía, el impacto a largo plazo del azúcar en los niveles de energía no es adecuado. El exceso de alimentos y bebidas que contienen altas cantidades de azúcar refinada proporciona inicialmente una fuente rápida de energía (se vuelve a insistir en esto), pero no contiene otros nutrientes para niveles sostenidos de energía [5]. Por otro lado, las grasas de los alimentos aportan más energía que el azúcar. Un gramo de grasa proporciona 37 kJ de energía, que es más del doble de la energía proporcionada por un gramo de carbohidratos [5]. Si bien el texto no menciona ninguna información sobre el impacto del aceite en los niveles de energía a largo plazo, el azúcar contribuye a la densidad energética de los alimentos y bebidas [5]. Los azúcares proporcionan una fuente de energía en nuestra dieta, pero sólo proporciona una fuente de energía rápida y sencilla [5]. Por lo tanto, incorporar una dieta equilibrada que incluya grasas, carbohidratos y otros nutrientes es importante para mantener niveles de energía sostenidos a largo plazo.

REFERENCIAS

1. *human nutrition*. (n.d.) Recuperado November 6, 2023, de www.britannica.com/science/human-nutrition
2. *11 Reasons Why Too Much Sugar Is Bad for You*. (n.d.) Recuperado November 6, 2023, de www.healthline.com/nutrition/too-much-sugar
3. *Carbohydrates and Sugar*. (n.d.) Recuperado November 6, 2023, de kidshealth.org/en/parents/sugar.html
4. *Carbohydrates, Proteins, and Fats - Disorders of Nutrition - Merck Manuals Consumer Version*. (n.d.) Recuperado November 6, 2023, de www.merckmanuals.com
5. *Sugar*. (n.d.) Recuperado November 6, 2023, de www.betterhealth.vic.gov.au/health/healthyliving/sugar

Lo dicho, como anteriormente, todo en su justa medida y bajo supervisión médica... más según el caso o enfermedad de cada persona.

Y antes de acabar este capítulo, vamos a ver el extraño caso de alta supervivencia de Stephen Hawking (célebre científico).

Se le diagnosticó ELA a los 21 años mientras todavía estudiaba en Oxford, y murió a la edad de 76 años; por lo que sobrevivió a la ELA unos 55 años (siendo esto muy desconcertante para los neurólogos).

Hasta que terminó la carrera universitaria, a los 22 años, **sí** practicó deporte de alta competición: "Antes de padecer esclerosis múltiple, el físico teórico Stephen Hawking **entró en el equipo de remo de la Universidad de Oxford, en Inglaterra** (fundamentalmente para paliar su aburrimiento y su aislamiento social). No es que su físico fuera particularmente atlético, pero los jóvenes como él eran idóneos para la posición de **timonel.** Y así fue. Durante sus años de estudiante **practicaba remo hasta seis días a la semana."** La letra negrita es del fragmento del artículo (titulado: ¿Sabías que Stephen Hawking era un gran deportista?): publicado en la revista Muy Interesante, en septiembre de 2021.

Yo ya sabía en el 2011 que había sido regatista, distinto que remero (por lo menos se supone que no de competición: ya que, al parecer, era timonel). Indagué en su momento, porque también me despistaba su caso... ya que lo asocié a un estudiante ejemplar sólo interesado en libros y bibliotecas: pero me pregunté, ¿pero quizá sí hizo algo de deporte en su juventud? Y encontré información al respecto, y lo de ir en competiciones entre Oxford y Cambridge (más su entrenamiento) pues me dio qué pensar, pues lo considero un gran esfuerzo.

Y debió ser grande, sí, el esfuerzo: para ser sólo, supuestamente, timonel sufrir Esclerosis Lateral Amiotrófica… a una edad tan temprana. Aunque quizá, este tipo de diagnóstico tan joven, sea posible a la constitución de la persona (si no tiene un físico apropiado): porque recordemos lo que dice el artículo de Muy Intersante… "No es que su físico fuera particularmente atlético", ¿más bien endeble su fisionomía? ¿Fue esta la causa de su manifestación tan temprana? ¿Es esta la causa entre los jóvenes diagnosticados de ELA y no en su madurez? De hecho, para lo no muy alto que era (1,69) parecía que tuviera el cuello algo largo (según alguna fotografía que he visto, como la de boda).

Pero hay más cosas, y muy curiosas. Y esto sí que no lo conocía: me he enterado al hacer esta reseña sobre la ELA que padeció el reconocido, mundialmente, físico.

Veamos (bastante curioso, extraído de un artículo):

"Contaba Stephen Hawking que cuando estaba en su tercer año de universidad, en Oxford, se dio cuenta de que se estaba volviendo más torpe: "Me tropecé y me caí dos o tres veces sin motivo alguno". ¿Le daría usted importancia a algo así? Seguramente, no mucha. Él tampoco se la dio, pero su padre sí, y le llevó a un especialista. Le ingresaron durante dos semanas y le sometieron a varias pruebas.

Stephen Hawking y la escritora Jane Hawking el día de su boda en 1965.

<<Después de todo aquello no me dijeron qué tenía, excepto que no era esclerosis múltiple y que yo era un caso atípico. Entendí, sin embargo, que esperaban que siguiese empeorando y que no había nada que pudiesen hacer, excepto administrarme vitaminas. Se notaba que no esperaban que eso tuviese demasiado efecto. No quise pedir más detalles porque obviamente eran graves>>,

relataba el astrofísico en un texto publicado en <u>Annals of Neurosciences</u>.

(...) Hawking fue diagnosticado a los 21 años y avisado de que la esperanza de vida media de las personas con ELA es de entre cuatro y cinco años. Difícilmente superaría los 25 años y pocas probabilidades había de que llegase a los 27.

Pero lo hizo. Hawking llegó a los 27 y los sobrepasó. Ha fallecido este 14 de marzo tras cumplir 76 años..."

Esto fue publicado en el medio de comunicación SINC (Ciencia contada en español), en marzo de 2018 (al poco de fallecer).

Pero sigue el artículo (publicado en SINC), con datos más que interesantes... y haciéndose la pregunta clave:

"¿Cómo lo hizo? ¿Cómo pudo Hawking superar en casi 50 años las previsiones más optimistas sobre su esperanza de vida?

La ELA comienza de distintas formas

Para responder a esa pregunta hay que entender un poco más sobre el sistema motor y la ELA. En el cuerpo humano, cada músculo está controlado por neuronas motoras que se encuentran en el lóbulo frontal del cerebro (neuronas motoras superiores) y que están conectadas con otras situadas en diversas zonas del cerebro y con las neuronas motoras inferiores que residen en la médula espinal.

Maite Solas, vicepresidenta de FUNDELA y profesora de biología celular de la Universidad Complutense de Madrid, explica a Sinc que aunque hablemos de la ELA en singular, de hecho hay distintos tipos de ELA.

<<Existe la que llamamos espinal, que afecta principalmente a las neuronas motoras superiores y que empieza afectando

a las extremidades. Las personas que la padecen se dan cuenta porque se tropiezan o porque un día no consiguen meter la llave de casa en la cerradura. Y existe otra que llamamos bulbar, que afecta primero a las neuronas motoras inferiores y que se manifiesta principalmente en el sistema respiratorio o por problemas para tragar o para hablar>>.

En ambos casos, la enfermedad avanza de forma que finalmente todos los músculos del cuerpo se ven afectados. De hecho, la ELA no daña directamente ningún órgano vital, pero sí el diafragma, que nos ayuda a respirar, y los músculos de la garganta, sin los que no podemos tragar o respirar. Según un estudio, las causas de muerte habituales de los enfermos de ELA son o bien la asfixia, o bien un debilitamiento relacionado con la desnutrición y la deshidratación que les impide hacer frente a infecciones como la neumonía."

Buen resumen. De hecho aporta aspectos que aún no habíamos expuesto en este libro, pero con lo dicho queda más completo el tema de la ELA desde todos los puntos de vista que los científicos conocen. Pero, ¿ha contestado, lo dicho en el entrecomillado anterior, a la pregunta que el artículo se hacía? A…"¿Cómo lo hizo? ¿Cómo pudo Hawking superar en casi 50 años las previsiones más optimistas sobre su esperanza de vida?

Pues quizá, con todos mis respetos a lo dicho por los expertos –insisto- en lo leído en el entrecomillado, esté la respuesta a continuación (también extraído del mismo artículo):

*"Como **parte de su tratamiento cotidiano Hawking complementaba su dieta con vitaminas y minerales: zinc, ácido fólico, aceite de hígado, vitamina B, vitamina C y vitamina E.** Además, seguía una dieta sin gluten, sin aceites vegetales y sin comida precocinada. Recibía fisioterapia*

pasiva para el pecho y fisioterapia pasiva y activa para los miembros y grupos musculares."

Vaya, esto me suena a lo que he ido exponiendo en este capítulo. Probablemente, Hawkins (o su padre que era un médico experto en enfermedades tropicales), no supo nunca la causa pero parece ser que fue por libre... y su fórmula magistral, a temprana edad o desde el minuto cero e incluso antes que le dijeran que era ELA, él mismo se puso en marcha en busca de otras alternativas y, posiblemente, le dio 55 años más de vida padeciendo ELA.

Aunque también se asocia, el que vivan incluso décadas (pues hay unos pocos casos más en el mundo), a que se padezca ELA desde muy joven, como le ocurrió al famoso científico, pero quizá deberían cuestionarse que esos pocos que viven mucho más de 5 años con ELA qué tratamiento llevan... ¿parecido al de Stephen Hawking? Es decir: ¿un tratamiento (por libre, distinto) alternativo y no convencional al administrado oficialmente? ¿Un algo más? Pensemos que Stephen Hawking tardó en tomar los dos medicamentos que existen como tratamiento para la ELA, si es que los tomó: ya que las fechas de estos medicamentos aplicados para la ELA son de hace pocas décadas... ¿y Stephen Hawking llevaría ya sobreviviendo a la ELA unos 25 años, por lo menos, sin el Riluzol y la Edaravona? Si es que los tomó después –alguna vez-, insisto.

No estoy insinuando, con lo último dicho, que no tomando los dos medicamentos disponibles (aprobados oficialmente) vivan más los enfermos de ELA. No. Estoy insinuando que alimentándose mejor (o adecuadamente para los que padecen ELA) sería alimentar mejor a las células; y, por ende, éstas tendrían mejor salud... y huelga decir que también el paciente: si sus células sobreviven, él también.

Y ya para terminar, como aquí tenemos un buen ejemplo (de mente prodigiosa reconocida mundialmente), tendríamos que recordar que la ELA *"En ningún momento se* afectan las facultades intelectuales, ni los órganos de los sentidos (oído, vista, gusto u olfato) ni hay afectación de los esfínteres ni de la función sexual.", como bien dice la "Clínica Universal de Navarra" (donde hemos tomado este texto entrecomillado) y así esgrimen lo mismo otras tantas instituciones que estudian la Esclerosis Latera Amiotrófica.

Actúa como cualquier paraplejia y tetraplejia. *"Tetraplejia. También conocida como cuadriplejia, esto significa que los brazos, las manos, el tronco, las piernas y los órganos pélvicos están afectados por la lesión de la médula espinal. Paraplejia. Esta parálisis afecta la totalidad o parte del tronco, las piernas y los órganos pélvicos.".* Nos dice la Clínica Mayo en su resumen; la Paraplejia y Tetraplejia asociadas a lesiones de la médula espinal.

Pero hay una diferencia: ¿por qué en la ELA sí se pierde el habla (capacidad de hablar) y en la Paraplejia y Tetraplejia no?

Como hay varios tipos de ELA pues quedaría justificado la diferencia con no poder hablar respecto a la Paraplejia y Tetraplejia:

Al parecer, coinciden numerosos estudios, o se da por hecho y demostrado, que se pueden establecer tres tipos de ELA en función de la región en la que se presentan los síntomas inicialmente (como también hemos leído, anteriormente, en declaraciones de la doctora Maite Solas, vicepresidenta de FUNDELA y profesora de biología celular de la Universidad Complutense de Madrid:

Bulbares

Los síntomas aparecen en los músculos de la boca. La ELA bulbar es la que presentan el 20-30% de los enfermos.

Medulares o periféricas o espinales

Los síntomas comienzan a manifestarse en las extremidades. **Corresponden al 70-80% de los casos.**

Respiratorias

Los síntomas respiratorios están presentes desde el principio.

Pero… ¿aquí no hay cierta contradicción? ¿Acaso un enfermo de ELA espinal, por ejemplo, no termina también perdiendo el habla (si no fallece antes, claro)? Y, ¿acaso no terminan muriendo, decía antes algún experto según testimonio recogido en este libro, porque el enfermo de ELA tiene dificultades en la respiración (pulmonar, etc)? ¿Se podría terminar por entender que los tres tipos acaban en un único y mismo tipo ELA? Eso parece, en respuesta a esta última pregunta.

Veamos, ¿la ELA de "formas bulbares", la que le afecta a la boca y, por ende, hasta el habla, podría ser por una lesión producida por un ejercicio sufrido en un cuello (desprotegido) no fortalecido? Sí, evidentemente. Estaría justificado. Y los otros dos tipos de ELA también: ¿pero por qué termina siendo un único tipo de ELA?

¿Tal vez no podría ser que es un problema de fibrosis muscular (o multi-muscular) provocado por una lesión en el cuello y como consecuencia iría dando la cara en un futuro (señales en el momento llegado) en distintas partes del cuerpo? ¿Pero por qué llega, tarde o temprano, también al habla si está por encima del cuello? ¿Porque sólo es bulbar? Pues probablemente, no descartable, sea bulbar… pero también muscular: ¿acaso no hay músculos que comprenden entre cuello y garganta y hasta la altura de la boca?

Pues sí, los hay: y los expertos los conocen (obviamente); por ejemplo: los músculos suprahioideos son cuatro músculos localizados superior al hueso hioides. Conectan el hueso hioides con la mandíbula y la base del cráneo y forman el piso de la cavidad oral. Estos músculos incluyen al digástrico (eleva el hioides tomando como punto fijo las inserciones en la fosita y en la ranura digástrica; lleva hacia a abajo y atrás la mandíbula tomando como punto fijo el hioides), milohioideo (eleva el hioides, el suelo de la boca y la lengua durante la deglución y el habla), genihioideo (mueve el hioides hacia arriba y adelante, acorta el suelo de la boca; ensancha la faringe.) y estilohioideo (eleva y retrae el hueso hioides).

Y también leamos las siguientes declaraciones: **"...las orejas están directamente conectadas con la aponeurosis del cráneo, que cuando está fibrosada repercute sobre su movilidad afectando a los músculos masticadores, involucrados en signos de envejecimiento colaterales del tercio inferior facial."** Y también léase...

"El envejecimiento del tercio inferior de la cara, cuello, óvalo, marioneta y mejillas de bulldog está directamente asociado a la tensión de las fascias abdominales que están entrelazadas con las pectorales y estas, a su vez, a la aponeurosis pectoral desde donde nace el **músculo platisma** del cuello, que se inserta en su parte superior por encima del borde mandibular. La tensión de toda esta cadena fascial influye en la capacidad de respiración diafragmática y sobre el acortamiento y fibrosamiento de los músculos del cuello, que tiran hacia abajo todo el tercio inferior del rostro, provocando el descolgamiento y deformaciones de sus músculos sub y adyacentes".

Estos dos últimos entrecomillados pertenecen a declaraciones a la revista VOGUE (muy científica, dirá algún irónico lector) por Yvette Pons (otra vez alguien dirá que muy científica, pero hay que recordar que el Instituto Pons está acreditado como centro sanitario para servicios de medicina estética y comandado por el Dr. Oriol Vernetta... Doctor en cirugía y medicina estética, y especialista en cirugía plástica, reparadora y estética. Ha desarrollado su actividad en alguno de los centros de mayor prestigio a nivel nacional, como el Hospital Vall d'Hebron, el Centro Médico Teknon o la clínica Diagonal de Barcelona).

Lo que está claro es que cualquier lesión (fibrosis muscular, por ejemplo) de uno de los músculos mencionados que transcurren por el cuello, o nacen en éste, pueden provocar serias dificultades en el habla y al tragar... ¿sobre todo si se daña, por ejemplo y concretamente, el milohioideo? O, ¿más de un músculo de los mencionados? En fin. Que hay expertos en la materia y le darán su validez, si así lo consideran. Ya tan sólo he cuestionado, preguntado –digo-, y he realizado alguna reflexión lógica en voz alta: tan sólo eso.

NOTA:

En el capítulo II hemos leído lo siguiente: *"Varios procesos dañinos desencadenan la degeneración de las neuronas motoras en la ELA, incluido el mal plegamiento y la agregación de proteínas, el estrés oxidativo, la disfunción mitocondrial, el deterioro del procesamiento del ARN, la agregación de neurofilamentos, la pérdida del transporte axonal, la alteración de la unión neuromuscular y la desmielinización de los axones..."* ¿Acaso casi todo lo recién mencionado, excepto la proteína, no tienen el común denominador de las **células**?

Pensemos, 'tan solamente', en esto.

Pero...
....
....

Ya queda poco para finalizar este capítulo, añado lo siguiente... porque, justo ya acabando, encuentro por casualidad un artículo titulado: "Científicos descubren que la ELA está causada por la falta de una enzima". Y claro que sí (entre otras cosas).

Copio y pego -prácticamente- todo el artículo (o mejor dicho, reseña):

*"La falta de una enzima llamada ciclofilina A en las **células** es una de las causas de la ELA, según ha descubierto un grupo de científicos italianos del Instituto Mario Negri y de la Ciudad de la Salud de Turín (norte de Italia).*

*El estudio, realizado tanto en animales como en pacientes, demuestra que la ausencia de esta enzima en los animales induce a una enfermedad neurodegenerativa similar a la ELA y provoca la acumulación anormal de la proteína **TDP-43**.*

*<<Hemos observado que, cuando la enzima ciclofilina A está ausente, el modelo animal desarrolla síntomas de la ELA como una progresiva disfunción motora, desinhibición y alteraciones del comportamiento en asociación con la **muerte de las neuronas motoras**", explica la "primera autora del estudio>>, Laura Pasetto.*

Estos mismos síntomas se han observado en un gran número de pacientes con ELA, con y sin demencia frontotemporal, que sufrían deficiencia de esta enzima y mal funcionamiento de la proteína TDP-43.

*Este descubrimiento que confirma que en la ELA las funciones de la enzima **ciclofilina A** son deficitarias permitirá >>desarrollar un enfoque terapéutico dirigido a restaurar estas funciones>>, según manifiestan desde este equipo de investigación."*

Publicado en https://adelaweb.org, 14 de julio de 2022.

Del texto recién leído, las palabras en negrita que he resaltado (la demás son del propio texto original) han sido: "células" y "*muerte de las neuronas motoras*",

Y rápidamente me cuestioné lo siguiente…

Una enzima es una molécula orgánica, generalmente una proteína, y ya hemos visto qué ocurre en alteraciones de ciertas proteínas: como en el capítulo II con la **C9ORF72**.

Las enzimas son esenciales para todas las funciones de la vida, desde la digestión hasta la respiración y, por supuesto, pasando por la Función muscular: las enzimas son necesarias para la contracción y relajación de los músculos. Y también sabemos que las enzimas **participan en la respuesta inmune** del cuerpo a las infecciones.

Ejemplos de enzimas:

- Amilasa: Descompone los carbohidratos en azúcares simples.
- Proteasa: Descompone las proteínas en aminoácidos.
- Lipasa: Descompone las grasas en ácidos grasos y glicerol.
- ADN polimerasa: Sintetiza ADN a partir de una plantilla de ADN.
- ARN polimerasa: Sintetiza ARN a partir de una plantilla de ADN.

En resumen, las enzimas son moléculas esenciales para la vida. Actúan como catalizadores de reacciones químicas, acelerando su velocidad y permitiendo que se lleven a cabo a temperaturas y condiciones fisiológicas normales.

Y por otro lado, pensé (recordando lo mucho inquirido para este libro), que un inmunosupresor es una sustancia química que deprime o suprime la respuesta del sistema inmunitario.

Puede ser exógena, como los fármacos inmunosupresores, o endógena, como el cortisol.

Y me pregunto (o pregunté): ¿Qué ocurriría si hubiera un **trastorno inmunosupresor debido a un sistema inmunológico hiperactivo?**

Y la respuesta, como muchos sabrán de los que estén leyendo, es:

El trastorno inmunosupresor debido a un sistema inmunológico hiperactivo puede estar asociado a enfermedades autoinmunes o inmunodeficiencias. Las enfermedades autoinmunes ocurren cuando el sistema inmunitario ataca por error las células sanas del cuerpo, y el tratamiento suele implicar la inhibición del sistema inmunitario para aliviar la inflamación y otros síntomas[5]. Por otro lado, las inmunodeficiencias son trastornos que debilitan el sistema inmunitario, lo que puede resultar en la recurrencia de infecciones graves o poco comunes[1][2][3]. En ambos casos, el tratamiento puede involucrar el uso de inmunosupresores para regular la respuesta inmunitaria y prevenir el ataque a los tejidos sanos[4]. Es importante consultar a un profesional de la salud para obtener un diagnóstico preciso y un plan de tratamiento adecuado.

REFERENCIAS:

[1] https://medlineplus.gov/spanish/ency/article/000818.htm

[2]   https://www.msdmanuals.com/es/hogar/trastornos-inmunol%C3%B3gicos/inmunodeficiencias/introducci%C3%B3n-a-las-inmunodeficiencias

[3]   https://www.mayoclinic.org/es/diseases-conditions/primary-immunodeficiency/symptoms-causes/syc-20376905

[4]   https://www.aaaai.org/conditions-treatments/afecciones-y-tratamientos/afecciones-relacionadas/medicamentos-inmunosupresores-para-el-tratamiento
[5] https://medlineplus.gov/spanish/autoimmunediseases.html

Y sabemos que (vuelvo a insistir)… Un inmunosupresor es una sustancia que **reduce la actividad del sistema inmunitario**. Puede ser exógeno, como los fármacos inmunosupresores, o endógeno, como el **cortisol**. Se utiliza clínicamente para prevenir el rechazo de un órgano trasplantado y para el tratamiento de enfermedades autoinmunes, como la artritis reumatoide, la colitis ulcerosa y el lupus eritematoso sistémico. Estos medicamentos ayudan a reducir la respuesta inmunitaria del cuerpo, lo que permite, por ejemplo, que un órgano trasplantado sea aceptado como propio.

(Y no me quisiera preguntar: ¿nos estamos pasando en la administración de la Cortisona? O, ¿es posible que una alteración de la Cortisona natural (es decir: el Cortisol) produzca problemas de tipo de Enfermedades Raras como por ejemplo la ELA? Y ni pensar la suma de las dos preguntas, ni mucho menos que las dos respuestas fueran afirmativas y además sumadas = sería todo un desorden para el organismo, ¿no? Mejor no pregunto, pero quizá alguien sí –se- lo pregunte… desde ahora. Pero… si me pregunto: ¿El cortisol tiene un efecto inmunosupresor y antiinflamatorio? Sí, como bien sabemos todos).

Por lo tanto (ya que mejor no pregunto –todo- el párrafo anterior) me cuestioné o cuestiono lo siguiente: ¿El abuso de inmunosupresores provoca déficit de una enzima llamada ciclofilina A? Y encontré…

El abuso de inmunosupresores puede afectar la actividad de ciertas enzimas, como la ciclofilina A. La ciclofilina A es una enzima llamada peptidil-propil-isomerasa que cataliza reacciones importantes en el organismo, y su déficit puede estar asociado al uso excesivo de inmunosupresores[1][2][3]. Estos medicamentos, al reducir la actividad del sistema inmunitario, pueden tener efectos secundarios, incluyendo la alteración de enzimas y la predisposición a infecciones[4][5]. Es importante utilizar los inmunosupresores bajo supervisión médica para evitar efectos adversos.

REFERENCIAS:

[1] https://digibug.ugr.es/bitstream/handle/10481/2022/17632055.pdf
[2] https://idus.us.es/bitstream/handle/11441/31315/S_TD_179.pdf?isAllowed=y&sequence=4
[3] https://repositorio.unal.edu.co/bitstream/handle/unal/59990/33365256.2017.pdf?isAllowed=y&sequence=1
[4] https://www.aaaai.org/conditions-treatments/afecciones-y-tratamientos/afecciones-relacionadas/medicamentos-inmunosupresores-para-el-tratamiento
[5] https://educainflamatoria.com/adherencia/cuidados-especiales/inmunosupresores/

Nota: Evidentemente no pude evitar preguntarme (aunque entre paréntesis anteriormente dije que mejor no lo preguntaría): ¿Hay alguna correlación entre el número de casos (aumento de éstos) desde que se inventó la Cortisona? Difícil saberlo, por muchos motivos, obviamente (por ejemplo: una cosa es cuando se inventó y otra cuando se empezó a administrar ampliamente en el mundo), pero encontré la siguiente información (aquí muy resumidamente)... No hay una correlación clara entre el número de casos de enfermedades raras y la invención de la cortisona.

Algunos puntos a considerar:

- Las enfermedades raras son un grupo diverso de enfermedades con una amplia gama de causas. Algunas enfermedades raras son causadas por genes defectuosos, mientras que otras son causadas por factores ambientales o una combinación de ambos.

- **El número de casos de enfermedades raras ha ido aumentando en las últimas décadas.** Esto **se debe en parte a que se han desarrollado mejores métodos de diagnóstico**, lo que permite identificar enfermedades raras que antes se pasaban por alto.

- **El uso de la cortisona ha disminuido en los últimos años** debido a la preocupación por sus efectos secundarios.

Algunos estudios han sugerido que la cortisona puede aumentar el riesgo de desarrollar algunas enfermedades raras, como la osteoporosis y la diabetes. Sin embargo, estos estudios son observacionales y no pueden probar que la cortisona cause estas enfermedades.

En general, la evidencia sobre la relación entre la cortisona y las enfermedades raras es limitada. Se necesitan más investigaciones para determinar si existe una correlación real entre estos dos factores.

¿Qué tiene que ver todo esto que me cuestioné (o por qué me lo cuestioné desde el artículo aquí presentado de los investigadores italianos? Por algo que ya sabía, porque ya tenía averiguaciones para el siguiente capítulo (más todo lo leído para el resto de capítulos, como ya he dicho antes), y ya he venido avisando páginas atrás de una hipótesis que se expone (o expondrá) un poco más adelante en este libro...

Pero... ya casi acabo este capítulo. Evidentemente me faltaba por formular una pregunta, aunque muy obvia y que más de un lector se habrá hecho ya: ¿se utiliza mucho la cortisona en el deporte? Y la respuesta...

La cortisona, un tipo de corticoide, se utiliza en el deporte, pero su uso está regulado debido a sus efectos sobre el rendimiento físico. Según las normas antidopaje, los corticoides están prohibidos en competición, especialmente cuando se administran por vía oral o intramuscular. Sin embargo, su uso en cremas, colirios o inhaladores nasales no está prohibido, ya que su efecto es muy local y no aumenta el rendimiento[1].

Aunque los corticoides tienen efectos antiinflamatorios, antiálgicos, ansiolíticos y antiasténicos, estos efectos se han observado en pacientes en reposo y no existen estudios que demuestren su comportamiento con el ejercicio.

Es importante destacar que desde el 1 de enero de 2022, el uso de glucocorticoides (un tipo de corticoides) en competición está prohibido cuando se administran por vía oral, rectal o por cualquier vía inyectable.

Por lo tanto, aunque la cortisona se utiliza en el deporte, su uso está estrictamente regulado para evitar el dopaje y garantizar la equidad en la competición.

Pues muchas gracias a las medidas antidopaje, porque si no...¡a saber! Pero, ¿y fuera del deporte o los ya dados de baja en el deporte por lesiones? ¿Tal vez se ha utilizado demasiado?

Mejor no seguir preguntando, de momento.

CAPÍTULO VI

Final de Conclusión de Conclusiones

Antes de exponer mis conclusiones, leamos unos fragmentos que he encontrado en un estudio científico sobre ELA:

"La ELA, forma más común de enfermedad de neurona motora, se describe actualmente como una enfermedad compleja y multisistémica en la que intervienen distintos procesos biológicos de los que aún no se conoce completamente su interacción.

En estas últimas décadas se ha producido una gran evolución tanto en el conocimiento de los distintos aspectos de la enfermedad como en los avances tecnológicos. Sin embargo, los criterios que actualmente se utilizan para diagnosticar la ELA son los criterios de El Escorial, los cuales no han sido apenas modificados desde el momento en el que se establecieron en 1990."

Mal vamos, sigamos leyendo (del mismo estudio, que al final diré cuál es)...

"La utilización estricta de los criterios de El Escorial puede suponer un retraso notable en la confirmación del diagnóstico y hasta en un 25% de los pacientes nunca se llega a establecer el diagnóstico definitivo."

Peor vamos, de ser en la actualidad así. Pero sigamos leyendo (aún del mismo estudio)...

"Este mal diagnóstico, el mal pronóstico y la rápida evolución de enfermedad determinan grandes problemas de adaptación tanto de los enfermos como de sus familiares."

Y como sea tal cual, insisto, pero que muy mal y a peor vamos. Avancemos con un par de párrafos más...

"La revisión de estos criterios con el objetivo de reducir al mínimo el tiempo en el que se confirma diagnóstico definitivo resulta apremiante para aumentar la calidad de vida de los pacientes.

El descubrimiento de marcadores moleculares o biomarcadores específicos de ELA supondría un importante avance en el proceso de diagnóstico así como un aumento de precisión en el seguimiento de la enfermedad."

Mejor voy a copiar y pegar, porque me parece enteramente interesante, casi todo el informe (estudio) del que estoy haciendo referencia. Léase:

"BIOMARCADORES

Los biomarcadores son importantes indicadores de procesos biológicos normales y patológicos. Básicamente son usados para indicar la presencia o el comienzo de ciertos trastornos. Se trata de mejorar la detección temprana de la enfermedad así como la detección pre-sintomática de la disfunción neuronal.

Características:

• Preciso, seguro y accesible. • Que permita distinguir entre individuos sanos y enfermos.
• Buen potencial para predecir la posibilidad de desarrollar la enfermedad.
• Establecer patrones del desarrollo de la enfermedad. • Útiles para guiar, hacer diagnósticos más exactos y mejorar los tratamientos.
• Sensibles a cambios de la enfermedad (> 80% sensibilidad).
• Específico.
• Deben ser validados en casos confirmados.

Es improbable que un solo marcador reúna todas estas características, es más probable que sean necesarios más de uno para un diagnóstico temprano y lo mismo para evaluar la progresión de la enfermedad en los ensayos terapéuticos.

Tipos de marcadores:

Tres tipos de marcadores para enfermedades neurodegenerativas:

1. Genéticos: que identifican la mutación en la enfermedad familiar (SOD1) o genes asociados con riesgo en la forma esporádica.
2. Bioquímicos: parámetros bioquímicos fácilmente medibles.
3. Imágenes "in vivo": tanto funcionales (PET) como estructurales (MRI).

Marcadores de otras enfermedades neurodegenerativas:

Existen marcadores para otras enfermedades neurodegenerativas como pueden ser la proteína tau fosforilada para el Alzheimer, la presencia de a-synucleina en lesiones en cuerpos de Lewy para el Parkinson o las repeticiones de CAG en el gen IT15 del cromosoma 4 para el Huntington, entre otros.

El conocimiento de los procesos neurofisiopatológicos, genéticos y bioquímicos implicados en el desarrollo de la enfermedad pueden suponer un punto de partida en la búsqueda de marcadores. A su vez, la identificación de esos marcadores ayudará a conocer mejor el proceso patológico de la enfermedad.
MARCADORES DE DAÑO EXCITOTÓXICO

Es bien conocida la implicación de procesos excitotóxicos en la degeneración neuronal en la ELA. Hay una clara evidencia de que existe una desregulación del sistema glutamatérgico y de la contribución del glutamato en el daño excitotóxico que sufren las neuronas motoras. Las distintas moléculas implicadas en este proceso pueden *suponer potenciales marcadores bioquímicos en la enfermedad:*

• *Evaluación del sistema glutamatérgico: existe evidencia de un desajuste en el sistema glutamatérgico.*
• *Niveles de glutamato en LCR y sangre*
• *Niveles de glutamina sintetasa en LCR y sangre*
• *Actividad de glutamina sintetasa*
• *Variantes anormales de RNAm del transportador glial de glutamato EET2 (GLT1): un fallo en el sistema de recaptura puede suponer un factor de contribución al daño excitotóxico.*
• *Cambios en los niveles de N-acetil aspartato (NAA) mediante H-MRS (resonancia magnética espectroscópica): existe correlación entre el descenso de los niveles del NAA y el daño neuronal en ELA.*

MARCADORES DE NEUROINFLAMACIÓN

La neuroinflamación constituye un elemento principal de la patogenia de la ELA y otras enfermedades neurodegenerativas como Parkinson y Alzheimer, siendo más sutil el proceso inflamatorio en estas dos últimas. En un paciente de ELA, las áreas afectadas por la neurodegeneración se caracterizan por la acumulación de células microgliales y astrogliales hipertróficas. Estas características pueden servir como marcadores por imaging de la presencia de la enfermedad y del avance de la misma:

• *Niveles de astrocitosis mediante PET*
• *Niveles de activación microglial mediante PET*
• *Signos bioquímicos de neuroinflamación:*
    • *Factor de necrosis tumoral a*
    • *Interleucinas 1β y 6*
    • *Ciclooxigenasa 2*
    • *Prostanglandinas*

MARCADORES DE DAÑO AL CITOESQUELETO

En pacientes de ELA se ha observado una acumulación anormal de neurofilamentos hiperfosforilados tanto en soma como en axones neuronales.

La desorganización de los filamentos interrumpe el transporte de materiales y orgánulos celulares que viajan desde el soma hasta los terminales del axón y viceversa, produciendo un daño neuronal.

Niveles de neurofilamentos de cadena ligera en líquido cefalorraquídeo: la concentración de NF-L es muy elevada con respecto a la concentración en individuos sanos. Hay una correlación inversa de la concentración de NF-L con la duración de la enfermedad.

Los niveles de NF-L en LCR pueden proveer información tanto para un diagnóstico como para un pronóstico de ELA, particularmente en su forma no asociada a la mutación SOD1.

MARCADORES DE MOTONEURONAS SUPERIORES (DENERVACIÓN)

El diagnóstico de ELA está basado en una combinación de síntomas tanto de las motoneuronas superiores (UMN) como inferiores (LMN) en las examinaciones neurológicas.

La presencia de los síntomas de las LMN puede apreciarse por electromiografía.

Como posibles marcadores de las UMN tenemos:

• Estimulación magnética transcraneal: que evalúa la integridad neurofisiológica de la UMN.
• Técnicas basadas en resonancias magnéticas:
  • MRI convencional revela hiperintensidad a lo largo del tracto corticoespinal, hipointensidad en la corteza motora y atrofia del gyro precentral.
  • MTI (Magnetizing transfer imaging) provee de una

mayor sensibilidad y exactitud que el MRI convencional.
• DTI (Diffusion tensor imaging): revela la integridad estructural de las fibras neuronales y tiene un buen diagnóstico prometedor para ELA.
• Diffusion tensor tractography permite la visualización y evaluación de disfunción de los tractos corticoespinal y corticobulbar individualmente en pacientes ELA.

Aún no han alcanzado significancia clínica.

OTROS MARCADORES

Marcadores en plasma sanguíneo:

Niveles de homocisteína: elevados niveles de Hcy inducen a la muerte celular en varios tipos de neuronas. Se ha visto una fuerte asociación directa entre los niveles de Hcy plasmática y la presencia de ELA.

Mayores niveles de Hcy pueden estar ligados a una progresión más rápida de la enfermedad.

Balance oxidativo-antioxidativo en eritrocitos:

Enzimas antioxidantes en los eritrocitos son capaces de detoxificar especies de oxígeno reactivas producidas endógena y exógenamente.

La peroxidación lipídica comienza a incrementarse mientras que la actividad de las enzimas antioxidantes catalasa, glutatión reductasa, glucosa-6-P deshidrogenasa y los niveles de glutatión comienzan a disminuir cuando la ELA progresa de 6 a 24 meses, sugiriendo una correlación entre estos parámetros y la duración de la enfermedad.

DAÑO OXIDATIVO

En resumen, las especies reactivas de oxígeno son un producto colateral del metabolismo aerobio (reducción incompleta del oxígeno molecular en la fosforilación oxidativa). Se forma superóxido y peróxido de hidrógeno. El superóxido reacciona con el óxido nítrico para formar peroxinitrito, muy reactivo. A su vez, el peróxido de hidrógeno se descompone para formar el radical hidroxilo, también altamente reactivo.

Estos radicales libres atacan a la mitocondria (afectando a su integridad y a la producción de ATP), a las proteínas (las oxidan o nitrilan), a los lípidos de membrana (los peroxidan) y dañan al DNA.

Los mecanismos de defensa celulares implican a la superóxido dismutasa (SOD1) y a las enzimas con actividad peroxidasa (entre otros). De ahí que mucha investigación en ELA se haya centrado en el estrés oxidativo a raíz del descubrimiento de la mutación de SOD1 en ciertos casos de esta enfermedad.

SOD1 mutada afecta a la neurona en múltiples puntos: su agregación es tóxica y su acumulación puede formar obstáculos al transporte axonal. Adicionalmente puede activar a la microglía, la cual produce citokinas que podrían activar a las caspasas. Además, afecta a la recaptura de glutamato por los astrocitos, amplificando el daño excitotóxico. Además, produce estrés mitocondrial, lo cual puede llevar a apoptosis, además de reducir el ATP disponible. También aumenta el estrés del proteasoma y del retículo endoplásmico. En definitiva, va a promover la activación de caspasas (de hecho se une a proteínas antiapoptóticas como Bcl-2 selectivamente en neuronas).

Por tanto, podría ser que el daño oxidativo fuera un mecanismo productor de la patogenia de la ELA. Hay evidencias de que esto es así, por ejemplo en la ELA se observa:
• ↑ daño oxidativo a proteínas (post-mortem respecto al

control)

• ↑ *grupos carbonilo en médula espinal y corteza motora (ELA esporádico y SOD1 familiar)*
• ↑ *reactividad a 3-nitrotirosina en neuronas de la raíz ventral de la médula espinal*
• ↑ *oxidación lipídica en neuronas motoras, astrocitos y microglía del neuropilo de pacientes de ELA esporádico.*
• ↑ *8-hidroxi-2'-desoxiguanosina (marcador daño DNA) en médula espinal cervical y sobre todo en raíz ventral.*

A la vista de esto, podríamos pensar que efectivamente el daño oxidativo es importante en la ELA. Pero entonces surge una preguna, ¿por qué mueren las motoneuronas y no cualquier otro tipo celular? Sobre este punto hay bastante controversia, pero una de las teorías que explican el daño selectivo a motoneuronas es la siguiente: todas las neuronas son población especialmente sensible (carácter postmitótico – daño acumulativo), pero las motoneuronas son especialmente grandes y especializadas (soma de 50-60µm y axón de hasta 1m en humanos), por lo que para mantener ese tamaño se requiere un gran gasto metabólico, con un gran contenido en mitocondrias. Efecto colateral: mayor generación de especies reactivas de oxígeno (ROS). El efecto aditivo y el círculo vicioso ↑ROS/↓eficacia mitocondrial podría explicar la vulnerabilidad selectiva de las motoneuronas.

MARCADORES GENÉTICOS

Se han descrito múltiples mutaciones asociadas a la ELA, entre las cuales:

• Asociadas a ELA familiar (5-10% de los casos)

    • *SOD1: proteína ubicua y mayoritariamente citosólica que funciona como homodímero. Convierte el anión superóxido en peróxido de hidrógeno. Da cuenta de un 20-25% de los casos de*

ELA familiar. Más de 125 mutaciones conocidas. La mayoría reducen la actividad dismutasa, pero no todas. No hay correlación clara entre su actividad y el fenotipo o progresión de la enfermedad.

• Alsina: ubicua, abundante en neuronas, contiene tres dominios GEF. Actúa como factor intercambiador de guanina para Rab5a que regula el tráfico endosomal y la actividad de otras proteínas como Rac1. La mutación trunca la alsina. Hay correlación: pacientes menos graves tienen alsinas menos truncadas. Ratones knockout para alsina: no degeneración, pero predisposición a estrés oxidativo. Suprime la toxicidad de SOD1 mutada porque se une a ella en ciertos modelos experimentales.

• Senataxina: proteína con dominios DNA/RNA helicasa (presumiblemente implicada en el procesamiento de RNA). La mutación implica un aumento de actividad. Causa forma juvenil, autosómica y dominante de enfermedad de las motoneuronas (MND).

• Proteína B asociada a VAMP: presumiblemente es una proteína asociada a vesículas que regula el transporte vesicular. Su mutación causa ELA autosómica dominante de comienzo en la edad adulta (y también una forma atípica de progresión lenta y que cursa con temblores).

• Dinactina: componente del complejo de la dineína que configura el principal motor axonal retrógrado. Su mutación afecta a la unión del complejo dineína/dinactina a los microtúbulos. Impide el movimiento de factores tróficos del terminal hacia el soma. El comienzo de esta forma de MND se precede de parálisis de las cuerda vocales.

• Asociadas a ELA esporádico

   • Receptor 2, inositol 1,4,5 trifosfato: proteína implicada en la regulación del calcio en células nerviosas, en la neurotransmisión y en *la apoptosis. Su actividad es superior a la normal. Potencial factor de riesgo.*

• *Dipeptidil peptidasa 6: varios polimorfismos se asocian con ELA esporádica. Expresión predominante en cerebro. Regula la actividad de neuropéptidos (precursores ↔ formas activas). Se une y altera las propiedades de canales de potasio dependientes de voltaje específicos.*

• *Paraoxonasa: su papel es la protección ante toxinas ambientales y forma parte del sistema de defensa antioxidante. Polimorfismos de PON1 y PON3 se han asociado a ELA esporádica, pero con grandes variaciones interpoblacionales. Su reducción de actividad podría ser indicador de riesgo de ELA debido a la acción de ciertas toxinas ambientales no identificadas. Enlazaría la ELA esporádica con una predisposición genética*

Otros marcadores genéticos incluyen:
• *Defectos en genes mitocondriales*

• *Ciclooxigenasa 1: una deleción de 5pb en COX1 resulta en una forma adulta-temprana de MND espinales.*
• *tRNA de la isoleucina mitocondrial: su mutación causa una forma tardía y lenta de MND inferiores.*

• *Vascularización y ELA*

• *Angiogenina: variantes que reducen su actividad aumentan el riesgo de ELA selectivamente en poblaciones de Irlanda y Escocia.*
• *VEGF: ciertos polimorfismos del factor de crecimiento vascular endotelial se asocian con un mayor riesgo de ELA. Su acción positiva sobre la motoneurona podría ser doble: una acción directa aportando soporte trófico a las neuronas, y una*

indirecta a través de la acción en el flujo capilar

• *Neurofilamentos*

> • *Subunidad H: polimorfismos en los genes que codifican para la subunidad pesada de los neurofilamentos también se consideran factores de riesgo de ELA. También se han detectado mutaciones en la subunidad ligera.*

En definitiva, pese a ser muchos los posibles marcadores que se han identificado, ninguno da cuenta de un gran número de casos, ni puede explicar por sí solo la patogenia de la enfermedad. Además, en muchos casos se trata de marcadores selectivos para unas poblaciones muy concretas. Por ello es necesario continuar la investigación."

Una vez leído este informe, casi en su totalidad, podemos decir que es un resumen interesantísimo. Y también podemos decir que si lo hubiera encontrado y leído antes me hubiera ahorrado indagar todo lo que indagado, o no.

¿Acaso no es un resumen de gran parte de lo que he expuesto ya en los capítulos anteriores? Sí, ¡y vaya coincidencia!

Pero la diferencia es que estos señores investigadores tienen acorralada a la ELA desde el tejado, y yo partí desde el origen: porque ellos no saben la causa, aunque sinceramente me cuesta creerlo con todo lo que ya tienen estudiado, del origen de la ELA. Pues, según yo, una de las causas (por lo menos en el deporte), como ya he dicho antes y sigo insistiendo, es el cuello (daños en el cuello), y así es como comencé a indagar para procurar encontrar los porqués que demostraran mis hipótesis y, de algún modo, hemos llegado prácticamente a lo mismo. Curioso.

Bueno, lo importante es coincidir (sobre todo para mí, para comprobar que tal vez no esté nada equivocado en lo que hace 12 años observé)... y porque quizá vayamos por el buen camino (sea quien sea: investigadores o/y este que aquí suscribe).

Este estudio no lleva ni nombre ni fecha, pero está hospedado en PDF en FUNDELA. Esta es la dirección URL... *https://www.fundela.es/FilesRepo/O/Y/E/B/RmesjSCaTY-biomarcadoresela.pdf*

· Final de –mi- Conclusión de Conclusiones: resumen de las causas de la Esclerosis Lateral Amiotrófica.

La causa principal que se origine la ELA, muy probablemente, sería por lesiones ocasionadas en el cuello (por lo menos en el deporte). Un cuello desprotegido en personas que practiquen deportes tienen una alta probabilidad de padecer ELA.

El cuello debe ser entrenado para que esté fortalecido, antes de cualquier práctica de deportes. La gran mayoría de deportistas, sobre todo de alto rendimiento, deberían realizar ejercicios para fortalecer, y así proteger, su cuello: como hacen los ciclistas y pilotos de aviación y Fórmula 1 (principalmente).

Por lo tanto (muy resumidamente)...

I.- La Esclerosis Lateral Amiotrófica (ELA) es una enfermedad que, muy probablemente, afecta a las células nerviosas encargadas de controlar los músculos voluntarios. A pesar de que se han realizado numerosos estudios, aún no se **conocía** con certeza, después de siglo y medio, la causa exacta de esta enfermedad. En este libro se han presentado algunos datos a tener muy en cuenta que señalan las lesiones en el cuello (o en el triángulo o rombo de las bermudas –desde los omoplatos hasta por encima del Bulbo raquídeo-) como región anatómica donde se originan las posibles causas de la ELA. Bien sean, los daños, por Fibrosis musculares u otros deterioros y/o perjuicios derivados por lesiones en referida zona (cuello o dicho triángulo).

II.- Las personas que practican deportes tienen una alta probabilidad de padecer esta enfermedad si su cuello no está protegido adecuadamente. Por lo tanto, **es importante que el cuello sea entrenado y fortalecido antes de cualquier práctica deportiva**. La gran mayoría de deportistas, especialmente los de alto rendimiento, deberían realizar ejercicios para fortalecer su cuello, tal como lo hacen los ciclistas y pilotos de aviación y Fórmula Uno. Siendo **esto una medida, o evidencia, muy importante como Medicina Preventiva**.

III.- Factores de riesgo: Además de las lesiones en el cuello, probablemente existen otros factores (no descartables y compatibles) de riesgo que pueden contribuir al desarrollo de la ELA. Por ejemplo, la edad avanzada, el género masculino (¿porque las mujeres practicaban antes menos deporte, especialmente Futbol? –en un futuro deberá aumentar más el número de casos en las mujeres debido a su mayor participación en la práctica de portes y sobre todo de Futbol-), la exposición a sustancias tóxicas y la predisposición genética (al parecer los menos: 1 de cada 10. Y sería más exacto llamarle factores de afición si, por ejemplo, el padre es futbolista -o gran devoto del balón- pues el hijo también tendrá interés por dicho deporte) son algunos de los factores que se han relacionado con esta enfermedad.

IV.- Por último: dije al principio de este libro que me basaría en las estadísticas y en la lógica, estadísticas disponibles hay bien pocas...

Pero basándonos en Estadísticas por omisión (y, por supuesto, seguimos con la lógica):

· Los pilotos de Fórmula Uno, al parecer, **no padecen de ELA a lo largo de su amplia trayectoria**... y tampoco una vez retirados.

{166}

· ¿Ha habido algún caso de ELA entre los enfermos congénitos (sobre todo con alguna dolencia cardiaca ya que además evitan la Cortisona) que les haya impedido (en toda su vida) el practicar ejercicio o deporte?

¡Qué mejor que estas dos estadísticas! ¿O debería decir, qué dos grandes evidencias?

V.- Sobre la cura de la ELA: No me pronuncio. Relean este libro... por si, a los estudiosos del tema, algo sirviera.

También decir que aunque parezca que con todo lo expuesto en este libro he enredado más que aclarado: repito lo que he venido diciendo... por si algo sirviera. Porque he mostrado un gran abanico de temas a tener en cuenta y no de un modo casual y desorientado: sino para que los distintos, y casi innumerables, estudios habidos actualmente puedan hallar su propio nexo de unión (y propias conclusiones) por cada cual de sus investigadores.

Y, para terminar, no quisiera olvidar a un gran científico, ni a su equipo, que se acercó muy mucho a la(s) causa(s) en lo relacionado a esta enfermedad (ELA). El doctor Salk. Leamos:

Después de su trabajo en la vacuna contra la poliomielitis, Jonas Salk decidió enfocar sus estudios en enfermedades relacionadas con el envejecimiento. En 1963, fundó el Instituto Salk de Estudios Biológicos en La Jolla, California, que se convirtió en uno de los principales centros de investigación biomédica del mundo.

Algunos de los estudios realizados en el Instituto Salk durante la época que aún vivía Salk incluyeron la investigación sobre la enfermedad de Alzheimer, la enfermedad de Parkinson, la esclerosis lateral amiotrófica (ELA) y la distrofia muscular. También se centró en investigaciones para tratar enfermedades degenerativas, así como en la investigación de enfermedades infecciosas.

Los investigadores en el Instituto Salk estudiaron cómo las células se vuelven cancerosas, cómo funcionan las defensas del cuerpo contra el cáncer y cómo las células se reparan y renuevan a sí mismas. También investigaron los procesos que llevan al envejecimiento y cómo se pueden retrasar o revertir algunos de estos procesos.

Durante su tiempo en el Instituto Salk, el doctor Salk se interesó en el uso del sistema inmunitario para tratar enfermedades tales como el cáncer. Creía que el sistema inmunológico era capaz de reconocer y atacar células dañadas y enfermas antes de que se convirtieran en cáncer.

En resumen, los científicos del instituto Salk llegaron a centrar su interés en la utilización del sistema inmunológico para tratar enfermedades.

Aunque Jonas Salk no fue el descubridor de la causa de la esclerosis lateral amiotrófica (ELA), realizó importantes contribuciones en la investigación científica sobre la enfermedad a lo largo de su carrera.

En 1961, Salk y su equipo en el Instituto Salk de Estudios Biológicos estudiaron la respuesta inmunológica de pacientes con ELA y encontraron que los pacientes producían anticuerpos para una **proteína** asociada con la enfermedad, lo que sugería que se estaba sufriendo una respuesta inmunológica anormal.

En la década de 1990, después de la muerte de Salk, el Instituto Salk pasó a formar parte de un consorcio de investigación que estudió la proteína superóxido dismutasa (SOD1), una proteína que había sido previamente identificada como relacionada con la ELA. El equipo de investigación del Instituto Salk identificó **mutaciones en el gen que produce la proteína SOD1**, lo que resultó en una acumulación tóxica de la proteína que daña las células nerviosas. Este descubrimiento condujo a una mejor comprensión de los mecanismos detrás de la ELA y sentó las bases para el nuevo enfoque terapéutico para el tratamiento de la enfermedad.

En resumen, mientras que Jonas Salk no descubrió específicamente la causa de la esclerosis lateral amiotrófica (ELA), realizó importantes contribuciones en la investigación científica sobre la enfermedad. En particular, **su equipo en el Instituto Salk identificó una respuesta inmunológica anormal** en pacientes con ELA, y posteriormente, el trabajo del Instituto Salk sobre la proteína SOD1 proporcionó una comprensión más profunda de los mecanismos detrás de la enfermedad, lo que fue un importante avance en la búsqueda de un posible tratamiento para la ELA.

Y al leer lo concerniente al trabajo del doctor Salk, me hice unas cuantas preguntas finales y busqué, cómo no, posibles respuestas... y esto es lo que encontré a través de diversas fuentes que supongo que será conocido por la mayoría de científicos, pero considero que se debería tener en cuenta y en mente:

La mutación de un gen puede ocurrir por una serie de razones, aunque en muchos casos, **la mutación es el resultado de errores durante el proceso de replicación del ADN.**

Durante la replicación del ADN, las células copian sus moléculas de ADN, que contienen los genes, antes de dividirse en nuevas células. Aunque las células tienen una serie de sistemas de control para garantizar la precisión de la replicación del ADN, los errores ocurren en algunas ocasiones, y estas mutaciones pueden resultar en cambios permanentes en la secuencia de ADN en el gen. Este cambio puede afectar la función de la proteína codificada por ese gen.

Las mutaciones genéticas también pueden ser heredadas de los padres, especialmente en enfermedades genéticas raras en las que los genes heredados contienen mutaciones que causan enfermedades. En este caso, la mutación del gen está presente en todas las células del cuerpo, lo que puede resultar en la aparición de una enfermedad en algún momento de la vida.

Además, las mutaciones también pueden ocurrir debido a la exposición a ciertas sustancias y factores ambientales, como la radiación, algunos productos químicos y toxinas.

En resumen, la mutación de un gen puede ser el resultado de errores durante el proceso de replicación del ADN, heredada de los padres, o causada por exposición a factores ambientales.

Las mutaciones pueden afectar la función de la proteína codificada por el gen y, en algunos casos, llevar a enfermedades genéticas.

Pero, también, téngase en cuenta lo que a continuación expongo y que he indagado por otros lares...

En teoría, **un gen puede mutar como resultado de una sola lesión** que provoque una alteración en su secuencia de ADN. Sin embargo, en muchos casos, las mutaciones se producen como resultado de exposiciones repetidas a ciertas sustancias y factores ambientales, como la radiación, algunos productos químicos y toxinas, y estas exposiciones pueden resultar en múltiples lesiones que afectan el gen.

Además, algunos tipos de mutaciones pueden requerir más de una lesión para producirse. Por ejemplo, una mutación de inserción o de eliminación involucra la adición o eliminación de una o varias bases en la secuencia de ADN del gen. Este tipo de mutación a menudo está asociado con lesiones múltiples o la adición repetida o eliminación de bases.

En cualquier caso, el número y tipo de lesiones que pueden

provocar una mutación genética dependen de la estructura del gen en sí y de la naturaleza de las lesiones en cuestión. En algunos casos, una sola lesión puede ser suficiente para provocar una mutación, mientras que en otros casos son necesarias varias lesiones para que se produzca una mutación.

En resumen, un gen puede mutar como resultado de una sola lesión o múltiples lesiones. El número y tipo de lesiones necesarias para provocar una mutación genética pueden depender de la estructura del gen en cuestión y de la naturaleza de las lesiones en sí.

Impliquémonos más (rizando el rizo en la búsqueda) leyendo lo siguiente que encontré...

Las mutaciones genéticas pueden ser una causa de la fibrosis muscular. Algunos tipos de fibrosis muscular pueden ser heredados de los padres, y estas enfermedades están causadas por mutaciones en los genes que codifican distintas proteínas importantes en los músculos. Estas mutaciones pueden afectar la función normal de las proteínas, lo que puede provocar debilidad muscular y otros síntomas.

Por ejemplo, la distrofia muscular de Duchenne, una forma común de distrofia muscular, es causada por mutaciones en el gen que codifica la proteína distrofina, lo que lleva a la degeneración muscular progresiva.

Además, algunas formas de fibrosis muscular también pueden ser causadas por una mutación somática, es decir, una mutación que ocurre después del nacimiento como resultado de una lesión en el ADN de las células musculares. Tales lesiones pueden ser causadas por exposición a sustancias y factores ambientales, como la radiación, algunos productos químicos y toxinas, o por otros procesos biológicos como la inflamación y las infecciones. Esto ya dicho antes por lo menos un par de veces.

En resumen, en algunos casos la fibrosis muscular puede ser causada por mutaciones genéticas heredadas que afectan la producción de proteínas en los músculos. También puede ser causada por la mutación somática, que se produce después del nacimiento como resultado de lesiones en el ADN de las células musculares y pueden ser provocadas por exposición a sustancias ambientales o por otros procesos biológicos.

Lo que acabamos de leer es lo que se conoce en el mundo científico y lo más extendido entre tal ámbito. Ahora leamos lo siguiente...

La ELA es una enfermedad neurodegenerativa que afecta a las células nerviosas del cerebro y la médula espinal. La fibrosis muscular es una enfermedad muscular que provoca una acumulación excesiva de tejido fibroso en los músculos, lo que puede llevar a la debilidad muscular y la pérdida de función. Eso dice la ciencia hasta ahora: ¿pero y si una parte del organismo sufre lesiones causadas por fibrosis muscular y no es bien tratada qué vida le quedarían a las células de esa parte o región?

Sigamos recopilando información...

La proteína SOD1 está asociada con la ELA y se han identificado mutaciones en el gen que codifica la proteína en algunos pacientes con ELA hereditaria; sin embargo, no se considera una característica común de la fibrosis muscular ni se ha relacionado directamente con la causa de la enfermedad.

Es importante tener en cuenta que hay muchas enfermedades y síndromes diferentes que afectan los músculos y pueden causar síntomas similares a la fibrosis muscular, por lo que cualquier problema muscular debe ser evaluado y diagnosticado por un médico.

No se ha demostrado que el sistema inmunológico produzca

un aumento en la producción de la proteína SOD1. En cambio, los estudios indican que la acumulación de SOD1 se debe a mutaciones en el gen SOD1, que codifica la proteína. Las mutaciones del gen SOD1 son una de las causas genéticas de la esclerosis lateral amiotrófica (ELA).

En la ELA, la proteína SOD1 se acumula en los nervios motores, lo que provoca la degeneración de estas células nerviosas. Aunque el sistema inmunológico puede estar involucrado en la respuesta inflamatoria en el sitio de la acumulación de SOD1 en algunos casos de ELA, no se ha demostrado que el sistema inmunológico tenga influencia directa sobre la producción de SOD1.

En resumen, aunque el sistema inmunológico puede tener un papel en la respuesta inflamatoria en el sitio de la acumulación de SOD1 en algunos casos de ELA, no se ha demostrado que tenga influencia directa sobre la producción de SOD1. La acumulación de SOD1 en los nervios motores es una de las características de la ELA, que se produce debido a las mutaciones del gen SOD1.

Pero y si nos preguntásemos... ¿Si el sistema inmune funcionara con anormalidad, más de lo debido (por ejemplo), podría hacer mutar un GEN?

No se ha demostrado que un sistema inmunológico hiperactivo o disfuncional cause mutaciones genéticas directamente, pero pueden existir relaciones indirectas entre una sobreactividad del sistema inmunológico y la presencia de ciertas mutaciones genéticas.

Por ejemplo, algunas enfermedades autoinmunitarias, como el lupus o la artritis reumatoide, están asociadas con una respuesta inmunológica hiperactiva que ataca a los tejidos propios del cuerpo, lo que puede provocar inflamación y daño en el tejido. Además, algunos estudios han sugerido que la inflamación crónica puede aumentar el riesgo de mutaciones genéticas, pero se necesita más investigación para confirmar un vínculo claro.

Y a través de otras pesquisas, en otros estudios, se encuentra más información sobre este tema y que plasmo en este resumen:

El sistema inmunitario hiperactivo, también conocido como hiperinmunidad, es una condición en la que el sistema inmunitario reacciona de forma exagerada a una amenaza.

Esto puede provocar una variedad de síntomas, que van desde leves a graves.

Algunas de las consecuencias derivadas de un sistema inmunorológico hiperactivo incluyen:

- Infecciones: El sistema inmunitario hiperactivo puede dificultar la lucha contra las infecciones. Esto se debe a que el sistema inmunitario puede atacar tanto a las células invasoras como a las células sanas.

- Enfermedades autoinmunes: Las enfermedades autoinmunes son un tipo de trastorno en el que el sistema inmunitario ataca a sus propias células y tejidos. Las enfermedades autoinmunes pueden ser causadas por una variedad de factores, incluyendo un sistema inmunitario hiperactivo.

- Alérgias: Las alergias son una reacción exagerada del sistema inmunitario a una sustancia que normalmente no es dañina. Las alergias pueden ser causadas por una variedad de factores, incluyendo un sistema inmunitario hiperactivo.

- Enfermedades inflamatorias: La inflamación es una respuesta natural del cuerpo a una lesión o infección. Sin embargo, la inflamación crónica puede provocar una variedad de problemas de salud, incluyendo enfermedades cardíacas, cáncer y artritis. La inflamación crónica puede ser causada por un sistema inmunitario hiperactivo.

El tratamiento de un sistema inmunorológico hiperactivo depende de la causa subyacente. En algunos casos, el tratamiento puede incluir medicamentos para suprimir la respuesta inmunitaria. En otros casos, el tratamiento puede centrarse en controlar los síntomas.

Y si antes hemos leído: "Las mutaciones genéticas pueden ser una causa de la fibrosis muscular. Algunos tipos de fibrosis muscular pueden ser heredados de los padres, y estas enfermedades están causadas por mutaciones en los genes que codifican distintas proteínas importantes en los músculos." **¿No estaríamos entrando en una espiral? Es decir: supongamos que en el cuello hay un daño, y en este caso apuntamos a fibrosis muscular no recuperada, se estaría creando un problema vitalicio al organismo desde el punto de vista, probablemente, para el sistema inmunológico que quisiera reparar; o, peor aún, pensemos que hay varias lesiones (en este caso: múltiples fibrosis musculares)... ¿el sistema inmunológico no se podría volver hiperactivo? Sería la pescadilla que se muerde la cola: lo dañado y, sumamos, más fibrosis musculares probablemente debidas a la mutación de un gen que se manifiesta, por ejemplo, en acumulación de SOD1 (evidencias conocidas por la comunidad científica). Esto sería un bucle sin final, una enfermedad en constante proceso... más teniendo en cuenta que al llegar a cierta edad, más de los 35 años, las células mueren de una forma natural. Terrible tormenta, de ser así esta última hipótesis que ahora hago... pues se estaría desencadenando una grave enfermedad silenciosa (como tantas otras: sobre todo en las denominadas como enfermedades Raras). Y por supuesto si a las inflamaciones (artritis etc) se le aplican, obviamente, tratamientos de antiinflamatorios (¿cortisona?). Pues, mejor no comento.**

Por último, téngase en cuenta también el siguiente fragmento...

Las Enfermedades neuromusculares en el adolescente (ENM) ocasionadas por fibrosis musculares son aquellas en las que la fibrosis muscular es una de las principales manifestaciones clínicas. La fibrosis muscular es un proceso de reparación que se produce en los músculos cuando estos sufren una lesión. En las enfermedades ENM, la fibrosis muscular puede ser causada por una variedad de factores, incluyendo:

- Lesiones musculares: La fibrosis muscular es una respuesta natural a las lesiones musculares. Cuando los músculos se lesionan, se produce un proceso de inflamación que lleva a la acumulación de tejido cicatricial. Este tejido cicatricial es más rígido y menos funcional que el músculo normal, lo que puede provocar debilidad muscular y dolor.

- Enfermedades neuromusculares genéticas: En algunas enfermedades neuromusculares genéticas, la fibrosis muscular es una de las manifestaciones clínicas principales. Por ejemplo, en la distrofia muscular de Duchenne, la fibrosis muscular es una consecuencia de la destrucción de las fibras musculares por una mutación genética.

- Enfermedades neuromusculares adquiridas: En algunas enfermedades neuromusculares adquiridas, la fibrosis muscular puede ser una complicación. Por ejemplo, en la esclerosis lateral amiotrófica (ELA), la fibrosis muscular puede desarrollarse como consecuencia de la degeneración de las neuronas motoras.

Las enfermedades ENM ocasionadas por fibrosis musculares pueden causar una variedad de síntomas, incluyendo:

- Debilidad muscular: La debilidad muscular es el síntoma más común de las enfermedades ENM. La fibrosis muscular puede provocar debilidad muscular tanto proximal como distal.

- Dolor muscular: El dolor muscular es otro síntoma común de las enfermedades ENM. La fibrosis muscular puede provocar dolor muscular tanto agudo como crónico.

- Rigidez muscular: La rigidez muscular puede ser un síntoma de las enfermedades ENM. La fibrosis muscular puede provocar rigidez muscular tanto generalizada como localizada.

- Limitación de la movilidad: La fibrosis muscular puede provocar limitación de la movilidad. Esto puede dificultar las actividades cotidianas, como caminar, subir escaleras y vestirse.

El tratamiento de las enfermedades ENM ocasionadas por fibrosis musculares depende de la causa subyacente. En el caso de las lesiones musculares, el tratamiento suele ser conservador y consiste en reposo, hielo, compresión y elevación. En el caso de las enfermedades neuromusculares genéticas, el tratamiento suele ser sintomático y dirigido a mejorar la función muscular. En el caso de las enfermedades neuromusculares adquiridas, el tratamiento suele ser dirigido a la causa subyacente.

Algunos ejemplos de enfermedades ENM ocasionadas por fibrosis musculares incluyen:

- Distrofia muscular de Duchenne
- Distrofia muscular de Becker
- Miastenia grave
- Esclerosis lateral amiotrófica
- Enfermedad de Pompe
- Enfermedad de McArdle

La fibrosis muscular es una condición que puede causar una variedad de síntomas y limitaciones en las personas con enfermedades ENM. El tratamiento de la fibrosis muscular depende de la causa subyacente, pero en general se centra en mejorar la función muscular y reducir el dolor.

Normal. Podría ser una verdadera pescadilla que se muerde la cola... si el sistema inmunológico se vuelve loco (hiperactivo) y provoca mutaciones en genes: y, así sucesivamente, de nuevo más fibrosis musculares = más muerte celular llegando hasta volverse una constante destructiva.

Por favor, insisto, no olvidemos...

Sí, un sistema inmunológico hiperactivo puede causar fibrosis muscular. La fibrosis muscular es un proceso de reparación que se produce en los músculos cuando estos sufren una lesión. Cuando el sistema inmunológico está hiperactivo, puede atacar a las células musculares sanas, lo que puede provocar inflamación y daño muscular. Esto puede conducir a la formación de tejido cicatricial, que es menos flexible y funcional que el músculo normal.

Las enfermedades autoinmunes son un tipo de trastorno en el que el sistema inmunológico ataca a sus propias células y tejidos. Las enfermedades autoinmunes que afectan a los músculos pueden provocar fibrosis muscular. Por ejemplo, la distrofia muscular de Duchenne es una enfermedad muscular hereditaria que provoca la muerte de las células musculares. El sistema inmunológico puede atacar a las células musculares sanas que quedan, lo que puede provocar fibrosis muscular.

Las infecciones también pueden provocar fibrosis muscular. Cuando los músculos se infectan, el sistema inmunológico libera citocinas, que son proteínas que regulan la respuesta inmunitaria. Las citocinas pueden causar inflamación y daño muscular, lo que puede conducir a la formación de tejido cicatricial.

Los medicamentos también pueden causar fibrosis muscular. Algunos medicamentos, como los corticosteroides, pueden suprimir la respuesta inmunitaria. Esto puede hacer que el sistema inmunológico sea menos eficaz a la hora de combatir las infecciones, lo que puede provocar fibrosis muscular.

El tratamiento de la fibrosis muscular causada por un sistema inmunológico hiperactivo depende de la causa subyacente. En algunos casos, el tratamiento puede incluir medicamentos para suprimir la respuesta inmunitaria. En otros casos, el tratamiento puede centrarse en controlar los síntomas.

Y sigo insistiendo (a modo de resumen a lo ya dicho antes)...

Sí, el sistema inmunológico hiperactivo puede causar mutaciones genéticas. Las mutaciones genéticas son cambios (o/y desorden) en el ADN que pueden provocar enfermedades o trastornos (sean cuales sean: se provocaría una desestabilización en cualquier parte del organismo).

El sistema inmunológico está formado por células especializadas que ayudan a proteger el cuerpo de las infecciones y las enfermedades. Estas células liberan sustancias químicas llamadas citocinas, que ayudan a regular la respuesta inmunitaria.

En algunas personas, el sistema inmunológico puede liberar demasiadas citocinas. Esto puede provocar inflamación crónica, que puede dañar el ADN.

La inflamación crónica puede causar mutaciones genéticas de varias maneras. Una forma es que las citocinas pueden dañar directamente el ADN. Otra forma es que las citocinas pueden alterar la expresión de los genes, lo que puede provocar cambios en el ADN.

Las mutaciones genéticas causadas por el sistema inmunológico hiperactivo pueden provocar una variedad de problemas de salud, incluyendo:

- Enfermedades autoinmunes: Las enfermedades autoinmunes son un tipo de trastorno en el que el sistema inmunológico ataca a sus propias células y tejidos.

- Cáncer: El cáncer es un trastorno en el que las células crecen sin control. Las mutaciones genéticas pueden provocar que las células se vuelvan cancerosas.

- Enfermedades neurodegenerativas: Las enfermedades neurodegenerativas son un tipo de trastorno que afecta al sistema nervioso. Las mutaciones genéticas pueden provocar la muerte de las células nerviosas.

Los investigadores están estudiando el papel del sistema inmunológico hiperactivo en las mutaciones genéticas. El objetivo es desarrollar tratamientos que puedan prevenir o reparar las mutaciones genéticas causadas por el sistema inmunológico hiperactivo.

Aquí hay algunos ejemplos específicos de cómo el sistema inmunológico hiperactivo puede causar mutaciones genéticas:

- En las enfermedades autoinmunes, el sistema inmunológico puede atacar a las células productoras de ADN. Esto puede provocar mutaciones genéticas en estas células.

- En el cáncer, las mutaciones genéticas pueden provocar que las células se vuelvan cancerosas. El sistema inmunológico hiperactivo puede agravar el cáncer al provocar más mutaciones genéticas.

- En las enfermedades neurodegenerativas, las mutaciones genéticas pueden provocar la muerte de las células nerviosas. El sistema inmunológico hiperactivo puede agravar estas enfermedades al atacar a las células nerviosas sanas.

Las citocinas son proteínas que regulan la respuesta inmunitaria. Se producen por una variedad de células, incluidas las células del sistema inmunológico, las células musculares y las células del tejido conectivo.

Las citocinas pueden promover la fibrosis muscular de varias maneras. Una forma es que pueden estimular la proliferación de células del tejido conectivo, como los fibroblastos. Los fibroblastos son las células que producen tejido cicatricial.

Fibroblastos

Otra forma en que las citocinas pueden promover la fibrosis muscular es que pueden inhibir la proliferación de células musculares. Esto puede conducir a una pérdida de masa muscular y función.

Las citocinas específicas que se han relacionado con la fibrosis muscular incluyen:

- Factor de crecimiento de fibroblastos (FGF): El FGF es una citocina que estimula la proliferación de fibroblastos y la producción de colágeno.

- Factor de crecimiento transformador beta (TGF-β): El TGF-β es una citocina que estimula la proliferación de fibroblastos y la producción de colágeno y otras proteínas de la matriz extracelular.

- Interleucina-1 (IL-1): La IL-1 es una citocina que estimula la inflamación y la producción de citocinas proinflamatorias.

Y ahora recuerdo lo visto en el Capítulo III sobre la isla de Guam, e indago algo más, con relación con citocinas y una posible vinculación con la BMAA y recabo lo que a continuación se lee:

La BMAA, o beta-metilamino-L-alanina, es una neurotoxina que se encuentra en las algas, las cianobacterias y los animales que se alimentan de ellas. Se cree que la BMAA puede causar daño a las neuronas motoras, lo que puede conducir a la esclerosis lateral amiotrófica (ELA).

Las citocinas son proteínas que actúan como mensajeros entre las células. Se producen en respuesta a una variedad de estímulos, como la infección, la inflamación y el daño tisular. Las citocinas pueden tener efectos tanto beneficiosos como perjudiciales para la salud.

La investigación ha demostrado que la BMAA puede aumentar los niveles de citocinas proinflamatorias, como el factor de necrosis tumoral alfa (TNF-a) y la interleucina 1 beta (IL-1β). Las citocinas proinflamatorias pueden dañar las neuronas motoras y contribuir al desarrollo de la ELA.

En un estudio de 2017, se encontró que la exposición a la BMAA en ratones aumentaba los niveles de TNF-a y IL-1β en el cerebro. Los ratones expuestos a la BMAA también tenían más daño neuronal que los ratones control.

Otro estudio, publicado en 2022, encontró que la BMAA podía aumentar la producción de TNF-a y IL-1β en las células madre neurales. Las células madre neurales son las células que dan origen a las neuronas motoras.

Estos estudios sugieren que la BMAA puede aumentar los niveles de citocinas proinflamatorias, lo que puede dañar las neuronas motoras y contribuir al desarrollo de la ELA.

Sin embargo, se necesita más investigación para comprender mejor los mecanismos moleculares involucrados en la relación entre la BMAA y las citocinas. Y, ¿si nos preguntamos el cómo regular las citosinas? La respuesta sería:

Para controlar las citocinas, se pueden tomar diversas medidas, como el uso de medicamentos para inhibir la liberación de citocinas proinflamatorias en casos graves de enfermedades como el COVID-19.

[1] Además, ciertos enfoques de estilo de vida, como una dieta basada en plantas, el ayuno intermitente y el ejercicio físico, pueden ayudar a regular la producción de citocinas y mantener el equilibrio inmunológico.

[2] Asimismo, algunos alimentos, como el brócoli y las bayas, contienen compuestos que pueden ayudar a combatir la inflamación al reducir los niveles de citocinas.

[3] En el contexto de enfermedades graves, el control de las citocinas es un área activa de investigación y desarrollo de tratamientos.

(Y mejor seguimos leyendo un poquito más sobre la BMAA en el Anexo)

REFERENCIAS

1.-

Https://www.uam.es/uam/en/noticias/tormenta-citoquinas-covid-19-hiperreaccion

2.- https://www.cuerpomente.com/salud-natural/tratamientos/regular-inmunidad-citoquinas_9452

3.-
https://www.elespanol.com/ciencia/nutricion/20200107/mej
ores-alimentos-inflamacion-ibuprofeno-
despensa/457454492_0.html

Curioso, por lo menos a mí me lo ha parecido, lo del ayuno intermitente. Y, obviamente, nos preguntamos: ¿Por qué el ayuno intermitente regula las citocinas?

El ayuno intermitente se ha asociado con la regulación de las citocinas, que son proteínas clave en la respuesta inmunitaria y la inflamación. Según un artículo de Cuerpomente, el ayuno intermitente favorece la reducción de citocinas en sangre, lo que puede ayudar a mantener el equilibrio inmunológico…

. Además, un estudio sobre el potencial terapéutico del ayuno intermitente en la regulación de la respuesta inmune en la diabetes tipo II sugiere que el ayuno podría ser una estrategia terapéutica eficaz para controlar las poblaciones de macrófagos infiltrados, lo que podría tener un impacto en la regulación de las citocinas.

Sin embargo, es importante tener en cuenta que el ayuno intermitente no es recomendable para todas las personas, y se debe buscar orientación médica antes de iniciar cualquier régimen de ayuno.

REFERENCIAS

https://www.cuerpomente.com/salud-
natural/tratamientos/regular-inmunidad-citoquinas_9452

https://www.fisiodue.com/ayuno-intermitente/

https://riull.ull.es/xmlui/handle/915/24066

Bueno, y como para controlar, o el cómo regular las citosinas, ya hay muchos que saben, o sabrán, hacerlo (bioquímicos y demás) pues ya darán con la fórmula para como desinhibir el aumento de citosinas y, así, probablemente se podría paliar/curar o mejorar la salud de los enfermos de ELA.

Y, evidentemente, podríamos añadir como diagnóstico (precoz) el análisis de citosinas (valores normales o anormales) en posibles pacientes de ELA... al advertir un aumento en el resultado del análisis, etc. etc. etc.

Lo dicho, una vez más, todo lo aquí expuesto, en este libro, queda en manos de los científicos, si así lo consideran, para que sea comprobado... por si de algo sirviera. Porque las evidencias del cuello, en el caso del deporte (más concretamente el futbol), no es sólo la única causa: por eso lo último planteado después de mis 5 puntos de resumen. Es decir, hay varios factores condicionantes que tienen en común esa espiral, o pescadilla que se muerde la cola, de aumento de citocinas provocado por un sistema inmune, como ya dijo el instituto Salk, que manifieste su funcionamiento como anormal (hiperactivo u otros motivos relacionados con esa referencia de anormalidad).

Ahí dejo las respuestas a las últimas preguntas que me planteé al hacer este capítulo, espero que también sirva; y, por supuesto, queda también estos últimos planteamientos escritos en los últimos párrafos del presente capítulo, en el que todavía estamos, y que llega a este final.

P.D.: Y si no quisiéramos señalar ninguna parte del cuello en concreto, por si no convence todo lo expuesto referente a fibrosis musculares, tal vez no deberíamos olvidar la importancia de un órgano ubicado en el -más que ya referido- cuello: el Bulbo raquídeo. Porque, quizá, sea tan solamente esta la razón/causa de todo el problema.

Leamos en siguiente resumen:

El bulbo raquídeo es una parte vital del tronco encefálico que conecta el cerebro con la médula espinal. Es responsable de una variedad de funciones importantes, que incluyen:

- Control de las funciones automáticas: El bulbo raquídeo controla una variedad de funciones automáticas, como la respiración, la frecuencia cardíaca, la presión arterial y la digestión. También controla los reflejos, como el reflejo de la tos, el reflejo del vómito y el reflejo de la deglución.

- Control de los músculos involuntarios: El bulbo raquídeo controla los músculos involuntarios, como los músculos del corazón, los músculos lisos de los intestinos y los músculos de los ojos.

- Conducción de señales nerviosas: El bulbo raquídeo conduce señales nerviosas entre el cerebro y la médula espinal. Estas señales nerviosas transmiten información sobre el entorno, los pensamientos y las emociones.

Las lesiones al bulbo raquídeo pueden ser muy graves y pueden provocar una variedad de problemas de salud, que incluyen:

- Dificultad para respirar: Las lesiones al bulbo raquídeo que afectan al control de la respiración pueden provocar insuficiencia respiratoria y muerte.

- Problemas cardíacos: Las lesiones al bulbo raquídeo que afectan al control del corazón pueden provocar arritmias cardíacas y muerte.

- Problemas digestivos: Las lesiones al bulbo raquídeo que afectan al control del sistema digestivo pueden provocar náuseas, vómitos, diarrea y estreñimiento.

- Problemas **neurológicos: Las lesiones al bulbo raquídeo que afectan a la conducción de señales nerviosas pueden provocar parálisis, pérdida del habla y pérdida de la sensibilidad.**

Bueno, ya casi acabo. Por lo menos acabaré de repetirme (insistir) en ciertas pautas o pasajes que he ido exponiendo.

Pero, otro pero... veamos. ¿Os acordáis del medicamento Inzitan?

Inzitan era un medicamento de marca que alguna vez se usó para tratar el dolor. Era una combinación de cuatro medicamentos diferentes:

- Dexametasona, un corticosteroide que reduce la inflamación.

- Lidocaína, un anestésico local que adormece el dolor.

- Tiamina (vitamina B1), que es importante para la función nerviosa.

- Cianocobalamina (vitamina B12), que también es importante para la función nerviosa.

Inzitan generalmente se inyectaba en los músculos o alrededor de los nervios. Se usó para tratar una variedad de condiciones dolorosas, que incluyen:

- Dolor de espalda baja

- Ciática

- Herpes zóster

- Neuralgia (dolor nervioso)

Sin embargo, Inzitan se suspendió en 2017 debido a problemas de seguridad. Hubo informes de efectos secundarios graves, que incluyen:

- Mayor riesgo de infección.
- Debilitamiento de los huesos.
- Azúcar alta en sangre
- Problemas de salud mental

Vale, bien. Hicieron, probablemente, muy bien en retirarlo (aunque parece que tardaron en darse cuenta de los perjuicios que podía ocasionar). Por lo menos, digo, que hicieron bien en retirarlo por el tema de los corticoides, ya que como hemos leído antes cada vez se evita administrar Cortisona etc. desde hace unos años.... o eso decía un estudio.

Pero que hay de los otros dos medicamentos que contenía el Inzitan:

- Tiamina (vitamina B1), que es importante para la función nerviosa.
- Cianocobalamina (vitamina B12), que también es importante para la función nerviosa.

No seré yo quien señale que se debería administrar Tiamina y Cianocobalomina, entre otras sustancias (dieta energética, me refiero), a los enfermos de ELA. Pero tal vez sería interesante ver el enfoque de estos dos medicamentos mencionados sobre vitamina B1 y B12 para un probable estudio, si es que los expertos no lo están teniendo en cuenta ya. Además, siempre se dijo que la vitamina B1 es muy importante y beneficiosa para la salud, ¿no?

Bueno, yo sólo quise exponer lo del posible daño del cuello en el deporte... en relación con la ELA, pero... me embauqué y me entretuve un poco de más mirando cosas y cosas y haciéndome preguntas y preguntas. Aunque ya está hecho.

Lo dicho (una vez más): aquí queda... por si sirviera de algo.

Nota: queda por leer el Epílogo (recomendable) y el ANEXO final del libro (muy recomendable).

EPÍLOGO

¡Miles de gracias!, por haber llegado, en su lectura, al final de este libro de investigación sobre la devastadora enfermedad de la Esclerosis Lateral Amiotrófica.

Espero que lo haya encontrado informativo y útil en su búsqueda de una mejor salud para los que padecen de ELA.

Al concluir este viaje, tomemos un momento para reflexionar sobre lo que hemos visto/leído en este compendio de datos, y alguna visión propia por este que suscribe.

Se ha explorado las últimas investigaciones científicas y algunas ideas para ayudar a lograr una posible solución: siguiendo, quizá, el camino, esperemos que acertado o aproximado al acierto, aquí señalado para llegar a un buen puerto. Pero leer todo lo expuesto es tan sólo el primer paso. Para beneficiarse verdaderamente de estos conocimientos (si ha servido de algo dichos aportes), se debe actuar. Tal vez se debería considerar el empezar por incorporar varias de las recomendaciones/alegaciones (aunque algunas o muchas ya conocidas por los expertos) de este libro a los estudios que ya estén en marcha o vayan a empezar.

Recuerde que la salud (en general) no es un destino, sino un viaje. Requiere esfuerzo y de un compromiso constante.

También quiero recordarle que, aunque este libro proporciona –probablemente- información valiosa, no sustituye las investigaciones de meritorios científicos: son éstos los que han de dar por bueno, y demostrar, lo servible que aquí se haya podido presentar... con sus concluyentes investigaciones, ya que son los verdaderos profesionales, y autoridades, en materia de investigación en relación con la salud.

Es sabido que la salud es un aspecto fundamental de la vida

humana y no se puede subestimar su importancia. El mundo de la salud es vasto y complejo y abarca una amplia gama de teorías, prácticas y desafíos. En este trabajo se ha emprendido un repaso de investigación integral a través de las diferentes perspectivas sobre la ELA, o desafío contemporáneo que nos ha tocado vivir, o nos puede tocar, y es por ello que se hayan tenido en cuenta distintos enfoques (tal vez poco convencionales en algún momento) para indagar en el problema de la Esclerosis Lateral Amiotrófica... hasta, incluso, en su ámbito global.

A lo largo de la historia, las teorías y prácticas de salud han evolucionado a través de culturas y períodos de tiempo. En algunas sociedades, la salud se consideraba un concepto espiritual o místico, mientras que en otras se consideraba una cuestión de bienestar físico. El impacto de la globalización en los sistemas y prácticas de salud ha sido significativo, y a menudo se da prioridad a enfermedades con mayor número de afectados... debe ser así, al parecer: pero no tendríamos que olvidar a los demás.

No se puede pasar por alto el papel de cualquier investigación en la medicina ni en las terapias más avanzadas para la atención sanitaria contemporánea: en el interés de satisfacer la demanda de la mejor atención y, a ser posible, cura.

En los últimos años, la prevalencia y el impacto de las enfermedades no transmisibles, como las enfermedades degenerativas, se han convertido en una gran preocupación. Estas enfermedades, a menudo, están relacionadas con factores del estilo de vida como la dieta, el ejercicio y el tabaquismo. La praxis en medicina también es un desafío constante, con preocupaciones crecientes sobre el sobrediagnóstico, el sobretratamiento (ambos casos debido al desacierto creciente en los diagnósticos etiológicos) y los errores médicos (lo mismo, no hay acierto en el diagnóstico últimamente –se perdió el médico del siglo XIX-) y como siempre dije desde muy joven: un diagnóstico acertado... te puede salvar hasta la vida (si se me permite la ironía, pero es que, en realidad, no hay otra manera).

Además, los determinantes sociales de la salud, como la pobreza, el acceso a la educación y las redes de apoyo social, tienen un impacto significativo en los resultados de salud. Las desigualdades en salud son un problema generalizado, y las comunidades marginadas a menudo experimentan peores resultados de salud y un acceso reducido a los servicios de atención médica (bien por miedo, desconocimiento por incultura o dejadez o largo etcétera). Para abordar estos retos (a minimizar la exclusión, perjudicial incluso para la estadística en los estudios) se requiere un enfoque holístico que tenga en cuenta los factores sociales y económicos más amplios que influyen en la salud... y, a su vez, por supuesto, no 'abandonar' a los más desfavorecidos.

En nuestra actualidad, están surgiendo enfoques innovadores para mejorar la salud global y la tecnología está desempeñando un papel cada vez más importante en la prestación y gestión de la atención sanitaria. Por ejemplo, se reconoce la importancia de la colaboración interdisciplinaria en la investigación (y más que se debería potenciar, sobre todo en el tema que nos ocupa: ELA) con profesionales (investigadores) de diferentes campos trabajando juntos para desarrollar soluciones más efectivas y sostenibles. Las intervenciones comunitarias y los enfoques participativos también están ganando terreno como medio para promover la salud y el bienestar para hallar soluciones satisfactorias a los desafíos más difíciles: como viene siendo el problema de la ELA. Así, la investigación participativa basada en la comunidad científica implica involucrar a miembros de tan variado perfil como haya para el proceso de cualquier averiguación en sus estudios: siendo imprescindible que se tengan en cuenta sus perspectivas y experiencias. Este enfoque puede ayudar a generar confianza (y eficacia) fomentando la colaboración entre investigadores y comunidades, lo que conducirá a intervenciones, en proyectos sobre salud, más efectivas y esperanzadoras.

Nota: Sobre algo que me faltó destacar...

Frank Hawking fue un médico especializado en enfermedades tropicales, y **padre del reconocido físico y cosmólogo británico Stephen Hawking**. Fue uno de los primeros en advertir el excepcional talento matemático de su hijo y le proporcionó una educación sólida y alentadora. Aunque no compartía la misma pasión que su hijo hacia la ciencia, fue un gran apoyo en su vida personal y profesional. **Frank murió a la edad de 61 años en 1986, cuando Stephen tenía 44 años**.

Su hijo, Stephen, vivió 29 años más.

¿La supervivencia Stephen Hawking fue gracias a los conocimientos del padre? ¿Estudió la enfermedad de su hijo y encontró algo de lo expuesto en este libro? ¿Por qué no lo contó? Tan sólo transcendió, tal como hemos leído en el capítulo V, lo de la dieta del cosmólogo: que narró, años después de la muerte de su padre, en unas memorias el propio Stephen Hawking.

Que... ¿por qué no lo contó antes el padre ni el hijo? A saber: ¿porque tal vez no quería someterse a un posible escarnio científico de sus propios compañeros al originar controversias? ¿Porque era incipiente su propuesta de dieta y experimentó su propio hijo? Pues, de ser esto último, fue bastante acertada la receta.

Quizá habría que investigar más sobre esto. Si alguien de la familia de Stephen Hawking se decidiera a hablar sobre esto y puntualizar lo máximo posible podría ayudar a mucha gente que esté padeciendo, y pueda padecer en un futuro, ELA.

Y más Nota aún:

Este libro ha sido realizado en menos de dos semanas, con la ayuda de la Inteligencia Artificial (IA). Sin esta ayuda no hubiera sido posible la labor de recopilación tan rápida (ya avisé que tenía prisa). La IA es una herramienta muy válida, actualmente, si se hacen las preguntas adecuadas.

· Sobre mí (el autor de este libro):

Seré muy breve, o no. Estoy enfermo, no de ELA.

El 15 de agosto de 2017 (puente festivo en España) a las 7 de la mañana sufrí la rotura de la Aorta: aneurisma disecante ascendente. También afectó a la descendente y abdominal, ya que al romperse la aneurisma se deforma la Aorta y se hace más endeble que si te la diagnostican a tiempo y operan sin rotura... pues hay muchas menos complicaciones: además de ser programada la intervención quirúrgica.

Mi operación, evidentemente, fue de urgencia... una vez obtenido el diagnóstico acertado (después de algo más de 2 horas en urgencias). Y como yo digo, sobreviví a 33 médicos en un día... gracias a mi irremediable cabezonería (me estaba desangrando por dentro mientras me estaban firmando el alta)... pues descartado el infarto (pensaron): yo me quejaba de nada (apenas podía hablar con el mayor de los dolores que se puede sentir, incluido temblor de piernas). Sí, lo que fue: graso error etiológico.

En fin, no estoy hablando de negligencia: estoy hablando de cosas que, tristemente, ocurren. Me libré de milagro y gracias a mi insistencia y, por supuesto, luego ya, gracias a los grandísimos cirujanos que me salvaron la vida in extremis.

Toda operación de urgencias, de esta índole, conlleva un riesgo alto y una recuperación, en el mejor de los casos, lenta y difícil. Más atisbos de depresión etc. Ya que era relativamente joven.

Poco después, se formó otra aneurisma en el arco aórtico: letal, de nuevo, si no me operaba... esta por suerte, en una revisión, fue diagnosticada a tiempo. Volví a operarme en noviembre de 2019, ya programada: una reconstrucción, muy arriesgada, que me ha dejado perfectamente... pero sólo de la parte de arriba (ascendente).

Me queda la descendente y las abdominales (varias): a la cual, ascendente, estoy esperando la llamada de mi cirujano para ser operado de nuevo; he empeorado. De ahí las prisas de hacer este libro, por si acaso, y de ahí a la velocidad que lo he hecho... en unas tres semanas a ratos. Si sumo las horas no creo que llegue a una semana, porque me cuesta hacer cualquier cosa: como escribir, investigar, etc (por falta de concentración, obviamente)... ya que, en mi situación, le costaría a cualquiera: ya que no hay fuerza mental, y físicamente tampoco se está del todo lo que se desearía. Así que... he hecho lo que he podido; mejor o peor: hecho queda.

Espero que, por lo menos, el libro se entienda... y si sirve para algo (o más que algo) pues me alegraría muy mucho: por eso lo he hecho, para que sirva y también no quedarme con la duda si hubiera servido o no.

¿Por qué no lo hice antes? ¿Entre el 2011 y 2017? Son muchos los motivos (personales, familiares casi todos) pero, incluso así, quizá no tenga excusa: vuelvo a pedir perdón por no haber publicado este libro antes.

¿Y por qué no lo he hecho desde el 2019? Porque no estaba la cosa excesivamente propicia: incertidumbre sobre mí, enfermedad de mi padre y muerte; y, también, enfermedad de mi hermano y muerte. Un desastre, sí. Llevo unos años... que no sé el cómo sigo vivo.

Pero desde el 2011 estaba embarcado en otros temas, como he dicho al principio del libro, soy investigador: desde el 2006 soy analista de finanzas, paré en el 2013 y volví en el 2018 (para paliar la depresión... distrayéndome).

En el 2013 por casualidad comencé a investigar uno de mis apellidos (saber los orígenes) y publiqué mi primer libro. Y como encontré demasiado (relacionado con la historia) he publicado un total de 26 libros, lo creí de total imperiosidad debido a tantos 'errores' históricos. Esos 26 libros, serán unos 17 sobre investigación histórica y el resto de poesía (me vino –o volvió- la vena de la infancia). Estos están escritos con otro seudónimo que no es Tom Lips: con este seudónimo, con el que firmo este libro, son 3 los publicados... incluyendo éste, los otros dos son de finanzas. También tengo otro libro más con otro seudónimo, sobre finanzas, y con ese otro sobrenombre escribo (realizo predicciones del Mercado) a diario, actualmente, en revistas especializadas de finanzas (con bastante éxito).

Desde los 17 años fui analista informático (autodidacta). Desarrollé software innovador, de mi propia creación, para un sector específico. Fui un pionero en informatizar ese gremio, no sólo en España: en la actualidad (hace más de 25 años) realicé un programa informático que aún no ha sido desarrollado en España (todos los softwares existentes parecidos al mío, años después, son extranjeros).

Y con esa mezcolanza me muevo: con mucha soltura gracias a la lógica... y todo lo analizo; es enfermizo –por suerte en este caso-, sí.

Dicho esto, fin.

Lo siento (de nuevo), se me acaba el tiempo. Os dejo... este libro, espero que llegue a las personas indicadas y que les pueda servir: a ellas y muchas más.

Muchísimo ánimo a todos los enfermos de ELA. Espero que pronto gocéis de nuevas terapias. Y, en especial, decirles a los afectados que sean futbolistas (algunos entrenadores, actualmente) que quizás os deberíais tomar muy en serio lo expuesto en este trabajo, no sólo por vuestro padecimiento, sino porque, quizá, tengáis hijos o nietos empezando en el mundo del futbol, y no por genética sino por afición transmitida de padre a hijo, y no creo que quisierais, si algo de lo escrito aquí por mí es acertado, que ni un hijo o nieto o chicos que estéis entrenando puedan padecer en un futuro ELA (sin haberlo prevenido). Pensadlo. Y deberíais uniros (futbolistas afectados por ELA o no afectados e incluso de otros deportes con cierto riesgo de padecer esta horrible enfermedad) para promover más estudios sobre la ELA, ya que ustedes suelen tener más recursos económicos (y si no dónde está la solidaridad de las celebridades del futbol actual) y también influencia en medios de comunicación, etc., etc., etc. ¡Hacedlo por todos!

Nota: Quedémonos con el título **"LAS POSIBLES CAUSAS DEL 'INEVITABLE' RUMBO DE LA E.L.A. EN EL DEPORTE"**, y advirtamos que el 'inevitable' lleva comillas simples (irónicas o de doble sentido) y entendámoslo con, eso, doble sentido: esperemos, según lo visto en este trabajo, sea (porque creo que lo es) **evitable**... el rumbo una vez despejado el rOmbo donde se focaliza las –posibles- causas de la ELA.

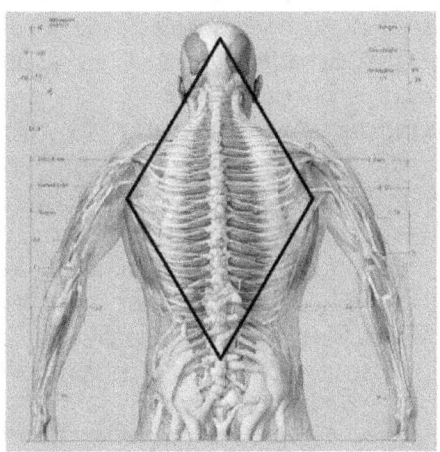

O bien, más concretamente, el triángulo de las Bermudas...

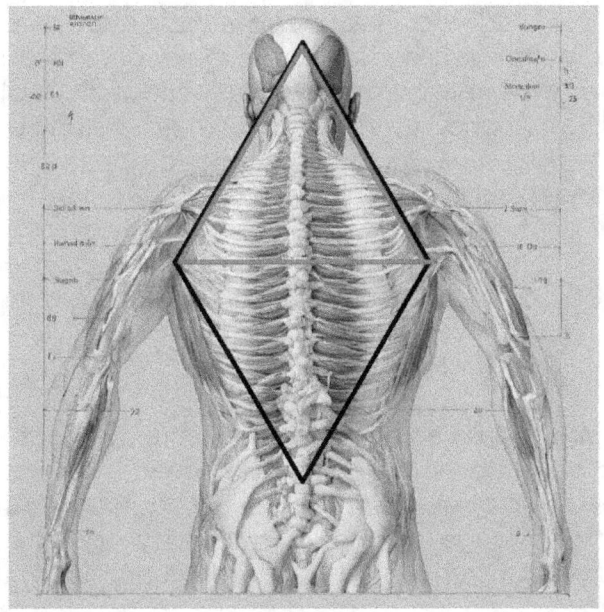

+Nota: Para aquellos que me vayan a despellejar por este estudio, por no ser titulado ni aceptado/reconocido en sus ámbitos científicos –porque nunca me he dedicado a la investigación de la Salud, profesionalmente, como ellos-, decidles que he hecho lo que consideraba que debía hacer: por si sirviera de mucho o poco... pero algo de lo que he contribuido en este libro quizá pueda utilizarse para salvar vidas humanas; y esto, en contraposición ante un gran número de casos de científicos que no logran nada, es mucho –y no sólo para mí... sobre todo cuando no suelen lograr nada (por desacierto o torpeza o, a saber, porque no siempre se consigue al ser muy difícil y se dejan todo en el sacrificio -muy plausible y respetable su labor- o, también, porque se les da presupuestos a quema-presupuestos y pasan los años viviendo de esto como negocio sin intención de no aportar nada de ayuda verdadera). En fin. Considero patético –pero tan predecible- que alguien me vaya atacar porque sienta que le ha caído un jarro de agua fría encima, no era mi intención –por supuesto- el que se sienta herido/dolido... cosa esta que dice mucho o todo de cada cual.

Mi intención es la que ha sido (innegable, y con demasiado esfuerzo en mis circunstancias)... tan sólo he querido, he procurado, aportar ayuda. De hecho: no iba a contribuir con mis consideraciones de posibles soluciones en el capítulo V (tal vez demasiada osadía por mi parte y a sabiendas, muy posiblemente, que sería criticado), dudé, pero lo he hecho, ya que en primera instancia era mi propósito, solamente, el rescatar y dar a conocer lo que ya dije en aquel grupo de la red social en 2011.

¿Por qué no confesarlo, cuando el escritor debe manifestar la verdad aunque esto le valga un aluvión de censuras?

Doctor A. Morales Pérez. S. XIX.

Y este otro mensaje (en un doble entrecomillado) a esos posibles detractores que se hayan sentido desplazados al leer este estudio, ellos sabrán lo que hacen y no hacen – pues hay en juego mucho: sufrimiento y agonía de seres humanos-, también les dedico (de antemano) los dos siguientes fragmentos...

"Mejor le pareció a Catón, y mas de su punto, olvidar la injuria, que vengarla; mejor no darse por entendido del agravio, que reconocerle aun para el perdón. Magnanimi est iniurias despicere: Es de un gran corazón, el despreciar un desprecio: y el juzgarle indigno de tu venganza, es la mas sobervia venganza: contumeliosissimum genus est ultionis non esse visum dignum, à quo peteretur vltio. Por esso aconsejava Pitagoras: ollae vestigium cinere turbato, ni memorias an de quedar de la ofensa. Esto es vengarse con garbo: esto bien entendido es vengarse a lo de Dios, que no deja mas memorias de la ofensa, que señas quedan en el agua, de lo que en ella se escrive."

Y...

"Para este otro, descubro no mas los conceptos, de que pueden servirte en la ocasión. No te los masco en Sermones, porque tengas el gusto de ayerles tuyos con tu ingenio: Bien que en pocas Ideas no te faltarán materiales para azer a poca costa un Sermon. Los que escriven a la larga suelen ser armas de Saúl, que ni aun las sabe jugar un David: Az cuenta que tienes aquí la ribera llena de piedras limpias que tirar contra el Goliad del pecado. La onda a de ser tu ingenio: El braço tu predicación; y assí aunque mias las piedras, siempre será tuya la vitoria. Dios te la dé muy frequente para su gloria: Este es el fin de mis trabajos, vencer al Demonio por muchos, y a que no puedo por mi. En el segundo Tomo van las tablas de la Escritura, y el arte de valerse de ellas: Valete en tanto desto, y ruega por mi."

Francisco Garau. Fragmentos de "El sabio instruido de la Gracia", 1703.

'El sabio instruido de la Gracia', buen título ☺

Y, por supuesto –vuelvo a reiterar mi incondicional sustentáculo por el denuedo impagable–, a todos los científicos –y demás profesionales de la Salud– casi sin medios (sé lo que es eso) y que se lo trabajan día a día sin ver avances significativos en el corto y medio plazo...

decidles: ¡GRACIAS! Y apoyarles, desde aquí y siempre desde mi corazón, en su arduo quehacer y esfuerzo; sirva todo el ánimo del mundo para que no cesen en sus investigaciones: seguro que sí, ¡qué darán buenos frutos!

ANEXO

Resumen, muy resumido, de las causas de la Esclerosis Lateral Amiotrófica (en el deporte y genéricamente).

Extraído del libro: "LAS POSIBLES CAUSAS DEL 'INEVITABLE' RUMBO DE LA E.L.A. EN EL DEPORTE"

A).- POSIBLES CAUSAS DE LA E.L.A. EN EL DEPORTE:

La causa principal que se origine la ELA, muy probablemente, sería por lesiones ocasionadas en el cuello (por lo menos en el deporte). Un cuello desprotegido en personas que practiquen deportes tienen una alta probabilidad de padecer ELA. El cuello debe ser entrenado para que esté fortalecido, antes de cualquier práctica de deportes. La gran mayoría de deportistas, sobre todo de alto rendimiento, deberían realizar ejercicios para fortalecer, y así proteger, su cuello: como hacen los ciclistas y pilotos de aviación y Fórmula 1 (principalmente). Por lo tanto (muy resumidamente)…

I.- La Esclerosis Lateral Amiotrófica (ELA) es una enfermedad que, muy probablemente, afecta a las células nerviosas encargadas de controlar los músculos voluntarios. A pesar de que se han realizado numerosos estudios, aún no se conocía con certeza, después de siglo y medio, la causa exacta de esta enfermedad. En este libro se han presentado algunos datos a tener muy en cuenta que señalan las lesiones en el cuello (o en el triángulo o rombo de las bermudas –desde los omoplatos hasta por encima del Bulbo raquídeo-) como región anatómica donde se originan las posibles causas de la ELA. Bien sean, los daños, por Fibrosis musculares u otros deterioros y/o perjuicios derivados por lesiones en referida zona (cuello o dicho triángulo).

II.- Las personas que practican deportes tienen una alta probabilidad de padecer esta enfermedad si su cuello no está protegido adecuadamente. Por lo tanto, es importante que el cuello sea entrenado y fortalecido antes de cualquier práctica deportiva. La gran mayoría de deportistas, especialmente los de alto rendimiento, deberían realizar ejercicios para fortalecer su cuello, tal como lo hacen los ciclistas y pilotos de aviación y Fórmula Uno. Siendo esto una medida, o evidencia, muy importante como Medicina Preventiva.

III.- Factores de riesgo: Además de las lesiones en el cuello, probablemente existen otros factores (no descartables y compatibles) de riesgo que pueden contribuir al desarrollo de la ELA. Por ejemplo, la edad avanzada, el género masculino (¿porque las mujeres practicaban antes menos deporte, especialmente Futbol? –en un futuro deberá aumentar más el número de casos en las mujeres debido a su mayor participación, actualmente o desde hace pocos años, en la práctica deportes y sobre todo de Futbol-), la exposición a sustancias tóxicas y la predisposición genética (al parecer los menos: 1 de cada 10. Y sería más exacto llamarle factores de afición si, por ejemplo, el padre es futbolista -o gran devoto del balón- pues el hijo también tendrá interés por dicho deporte) son algunos de los factores que se han relacionado con esta enfermedad.

IV.- Por último: dije al principio de este libro que me basaría en las estadísticas y en la lógica, estadísticas disponibles hay bien pocas... Pero basándonos en Estadísticas por omisión (y, por supuesto, seguimos con la lógica): · Los pilotos de Fórmula Uno, al parecer, no padecen de ELA a lo largo de su amplia trayectoria... y tampoco una vez retirados.

· ¿Ha habido algún caso de ELA entre los enfermos congénitos (sobre todo con alguna dolencia cardiaca ya que además evitan la Cortisona) que les haya impedido (en toda su vida) el practicar ejercicio o deporte? ¡Qué mejor que estas dos estadísticas! ¿O debería decir, qué dos grandes evidencias?

V.- Sobre la cura de la ELA: No me pronuncio. Relean el libro... por si, a los estudiosos del tema, algo sirviera.

B).- ¿COMPLICACIONES POR REDUNDANCIA INFINITA (EN DEPORTISTAS Y NO DEPORTISTA O POBLACIÓN EN GENERAL)?

Se podría estar provocando un bucle sin final que haría empeorar a los pacientes de Enfermedades Raras (ELA y demás).

Sabemos que el sistema inmune se puede volver hiperactivo o disfuncional...

Y sabemos que un inmunosupresor es una sustancia que reduce la actividad del sistema inmunitario. Puede ser exógeno, como los fármacos inmunosupresores (Cortisona), o endógeno, como el cortisol.

· Pero y si nos preguntásemos... ¿Si el sistema inmune funcionara con anormalidad, más de lo debido o disfuncional podría hacer mutar un GEN?

No se ha demostrado que un sistema inmunológico hiperactivo o disfuncional cause mutaciones genéticas directamente, **pero pueden existir relaciones indirectas entre una sobreactividad del sistema inmunológico y la presencia de ciertas mutaciones genéticas**. Por ejemplo, algunas enfermedades autoinmunitarias, como el lupus o la artritis reumatoide, están asociadas con **una respuesta inmunológica hiperactiva que ataca a los tejidos propios del cuerpo, lo que puede provocar inflamación y daño en el tejido. Además, algunos estudios han sugerido que la inflamación crónica puede aumentar el riesgo de mutaciones genéticas...**

· Y si antes hemos leído (en el libro): "Las mutaciones genéticas pueden ser una causa de la fibrosis muscular. Algunos tipos de fibrosis muscular pueden ser heredados de los padres, y estas enfermedades están causadas por mutaciones en los genes que codifican distintas proteínas importantes en los músculos." ¿No estaríamos entrando en una espiral? Es decir: supongamos que en el cuello hay un daño, y en este caso apuntamos a fibrosis muscular no recuperada, se estaría creando un problema vitalicio al organismo desde el punto de vista, probablemente, para el sistema inmunológico que quisiera reparar dicho daño; o, peor aún, pensemos que hay varias lesiones (en este caso: múltiples fibrosis musculares)... ¿el sistema inmunológico no se podría volver hiperactivo? Sería la pescadilla que se muerde la cola: lo dañado y, sumamos, más fibrosis musculares probablemente debidas a la mutación de un gen que se manifiesta, por ejemplo, en acumulación de SOD1 (evidencias conocidas por la comunidad científica). Esto sería un bucle sin final, una enfermedad en constante proceso... más teniendo en cuenta que al llegar a cierta edad, más de los 35 años, las células mueren de una forma natural. Terrible tormenta, de ser así esta última hipótesis que ahora hago... pues se estaría desencadenando una grave enfermedad silenciosa (como tantas otras: sobre todo en las denominadas como enfermedades Raras). Y por supuesto si a las inflamaciones (artritis etc) se le aplican, obviamente, tratamientos de antiinflamatorios (¿cortisona?). Pues, pues... mejor no comento.

· Y tengamos en cuenta que... El sistema inmunológico está formado por células especializadas que ayudan a proteger el cuerpo de las infecciones y las enfermedades. Estas células liberan sustancias químicas llamadas **Citocinas,** que ayudan a regular la respuesta inmunitaria. **En algunas personas, el sistema inmunológico puede liberar demasiadas citocinas. Esto puede provocar inflamación crónica, que puede dañar el ADN.** La inflamación crónica puede causar mutaciones genéticas de varias maneras. **Una forma es que las citocinas pueden dañar directamente el ADN. Otra forma es que las citocinas <u>pueden alterar la expresión de los genes, lo que puede provocar cambios en el ADN.</u>**

Con lo que está en **letra negrita (y especialmente las palabras subrayadas)** en el párrafo que precede a esta frase ya bastaría.

· Y como también se dijo en el libro... Sí, el sistema inmunológico hiperactivo puede causar mutaciones genéticas. Las mutaciones genéticas son cambios (o/y desorden:¿**alterar la expresión de los genes?**) en el ADN que pueden provocar enfermedades o trastornos (sean cuales sean: se provocaría una desestabilización en cualquier parte del organismo).

Dicho esto, insistamos en este tema con a siguiente sucesión lógica a modo de batería de preguntas y sus respectivas respuestas (como si partiéramos de cero pero desde esta hipótesis que estoy resaltando en este Anexo/Resumen)…

· ¿Una fibrosis muscular puede alterar el ADN?

La fibrosis muscular en sí misma no altera el ADN. Sin embargo, **puede haber cambios en la expresión de los genes en las células musculares como resultado de la fibrosis.**

La fibrosis muscular es una condición en la que el tejido muscular dañado es reemplazado por tejido fibroso. Este proceso puede cambiar el fenotipo de las células musculares, lo que significa que las células pueden "olvidar" su identidad muscular. Este cambio en la identidad celular no es una alteración del ADN en sí, sino un cambio en cómo se expresa el ADN en las células.

Es importante destacar que aunque la fibrosis muscular puede cambiar la forma en que se expresa el ADN en las células musculares, no cambia la secuencia de ADN en sí.

· Otra pregunta: ¿un sistema hiperactivo o disfuncional puede provocar alteración en el ADN?

Un sistema hiperactivo o disfuncional **puede provocar cambios en la forma en que se expresa el ADN, pero no altera la secuencia de ADN en sí misma.**

Por ejemplo, en el caso de **un sistema metabólico hiperactivo o disfuncional, puede haber errores genéticos que impiden la síntesis correcta de una enzima determinada, lo que puede interrumpir una ruta metabólica y causar una enfermedad metabólica.** Sin embargo, estos errores genéticos no cambian la secuencia de ADN, **sino que afectan cómo se expresa el ADN en las células.**

En el caso de un sistema inmunológico hiperactivo, como en las enfermedades autoinmunes, puede haber cambios en la forma en que se expresa el ADN en las células del sistema inmunológico, pero la secuencia de ADN en sí misma no se altera.

Es importante destacar que aunque estos sistemas pueden cambiar la forma en que se expresa el ADN, no cambian la secuencia de ADN en sí misma. Por lo tanto, no causan mutaciones en el ADN.

· Pero hagamos más preguntas: ¿la cortisona y cortisol pueden provocar alteraciones en el cuerpo?

Sí, tanto la cortisona como el cortisol pueden provocar alteraciones en el cuerpo. Ambas son hormonas que se producen en las glándulas suprarrenales y juegan un papel crucial en numerosas funciones del cuerpo.

Aquí dejo algunos de los efectos que pueden tener en el cuerpo:

1. **Metabolismo**: Ambas hormonas participan en el metabolismo de los ácidos grasos, los hidratos de carbono y las proteínas, lo que significa que pueden afectar cómo tu cuerpo utiliza los alimentos que consumes.
2. **Inflamación**: Tienen efectos antiinflamatorios, lo que significa que pueden reducir la inflamación en el cuerpo.
3. **Presión sanguínea y azúcar en la sangre**: Regulan la presión sanguínea y los niveles de azúcar en la sangre.
4. **Estrés**: Ayudan a manejar el estrés, elevando la energía cuando es necesario.
5. **Equilibrio de agua y sal**: Contribuyen al equilibrio de la sal y el agua en el cuerpo.

Sin embargo, un exceso de estas hormonas puede tener efectos negativos en el cuerpo, como **pérdida de masa muscular**, aumento de peso, dificultad de aprendizaje, aumento de la sed y frecuencia urinaria, aumento de azúcar en la sangre, aumento de la presión arterial y menstruación irregular.

El ADN contiene la información genética que determina las características de un organismo. Esta información está codificada en genes, y cada gen contiene las instrucciones para la producción de una proteína específica. Sin embargo, no todos los genes se expresan (es decir, producen sus proteínas correspondientes) todo el tiempo. En cambio, las células regulan cuándo y cómo se expresan los genes.

Las hormonas, como la cortisona y el cortisol, pueden influir en este proceso. Cuando una hormona se une a su receptor en una célula, puede desencadenar una serie de eventos que resultan en la activación o desactivación de ciertos genes. Esto puede cambiar la cantidad y el tipo de proteínas que produce la célula, lo que a su vez puede afectar la función de la célula.

Por ejemplo, las hormonas esteroides pueden entrar en el núcleo de la célula, donde se unen a una secuencia de ADN llamada elemento de respuesta hormonal (HRE). Esto desencadena la transcripción y traducción de genes, lo que resulta en una mayor expresión de proteínas específicas.

Es importante destacar que aunque las hormonas pueden cambiar la forma en que se expresa el ADN, no cambian la secuencia de ADN en sí misma. Por lo tanto, no causan mutaciones en el ADN.

· Más preguntas, ¿la cortisona y cortisol pueden provocar alteraciones en el ADN?

No, la cortisona y el cortisol no provocan alteraciones en la secuencia del ADN. Sin embargo, **pueden influir en la forma en que se expresa el ADN en las células, lo que puede afectar a la función celular.**

Estas hormonas son glucocorticoides que juegan un papel crucial en numerosas funciones del cuerpo, incluyendo la respuesta al estrés, la regulación del metabolismo y la función inmunológica. Aunque pueden tener efectos profundos en el cuerpo, no cambian la secuencia de ADN en sí misma.

Es importante recordar que aunque estas hormonas pueden cambiar la forma en que se expresa el ADN, no cambian la secuencia de ADN en sí misma. Por lo tanto, no causan mutaciones en el ADN.

Ya van dos veces que encontramos, en las respuestas, algo que hace referencia a **cambios en la forma en que se expresa el ADN.**

· Y nos preguntamos: ¿qué significa o podemos entender por "puede influir en la forma en que se expresa el ADN en las células"?

Cuando decimos que algo puede influir en la forma en que se expresa el ADN en las células, nos referimos a un proceso conocido como **regulación de la expresión génica.**

La expresión del ADN en las células puede ser influenciada por varios factores, tanto internos como externos. Aquí te menciono algunos de ellos:

1. **Factores genéticos**: Los factores hereditarios transmiten la información genética de progenitores a sus descendientes.
2. **Penetrancia y expresividad**: La penetrancia se define como el porcentaje de personas que tienen el alelo y que desarrollan el fenotipo correspondiente. Un alelo con penetrancia incompleta (baja) no puede expresarse, incluso cuando el rasgo es dominante o cuando es recesivo y el gen responsable de ese rasgo está presente en ambos cromosomas. La expresividad es el grado en que un gen se expresa en una sola persona.
3. **Factores ambientales**: La temperatura, luz, nutrientes, entre otros, pueden influir en la expresión del gen. Además, la exposición a sustancias nocivas y otras influencias ambientales pueden afectar la expresividad.
4. **Edad**: La penetrancia de un mismo gen puede variar de persona a persona y puede depender de la edad.

5. **Variación genética en diferentes tejidos**: Diferencias en el genoma de cada persona pueden influir en la expresión de los genes y la manifestación de las características en las que estos intervienen. Esa influencia, además, depende del tejido o tipo de células.

Es importante mencionar que estos factores pueden interactuar entre sí de formas complejas, lo que puede resultar en una amplia variedad de fenotipos a partir de un solo genotipo.

Y ahora nos preguntamos: ¿la forma en que se expresa el ADN en las células puede alterar el ADN?

La expresión del ADN en las células no altera la secuencia de ADN en sí, **pero puede afectar cómo se utiliza esa información. El ADN contiene las instrucciones para la creación y el funcionamiento de las células de nuestro organismo. En el interior de las células hay toda una maquinaria encargada de que este proceso se lleve a cabo correctamente.**

El proceso por el cual de ADN llegamos a una proteína lo recoge el dogma central de la biología molecular. En primer lugar, el ADN se transcribe a ARN mensajero (ARNm) en el núcleo de la célula. Este ARNm sale del núcleo y, gracias a unas estructuras especiales llamadas ribosomas, se traduce a proteína la cual está formada por una secuencia de aminoácidos.

Sin embargo, existen mecanismos como las modificaciones epigenéticas que pueden alterar la forma en que se expresa el ADN sin cambiar la secuencia de ADN en sí. Estas modificaciones pueden afectar la actividad génica en respuesta a las condiciones del entorno o las señales celulares.

Además, es importante mencionar que el ADN puede sufrir mutaciones, que son cambios en la secuencia de nucleótidos del ADN. Estas mutaciones pueden ocurrir de forma natural o pueden ser inducidas por ciertos agentes que modifican el ambiente. Estas mutaciones pueden tener un impacto en la función de los genes y, por lo tanto, en la expresión de las proteínas.

· Y aunque tenemos constancia, en varias respuestas aquí leídas, lo de **cambios en la forma en que se expresa el ADN pero NO en alteraciones (directamente) en la secuencia del ADN...** vamos a preguntar sobre lo siguiente: ¿alteraciones en el ADN pueden provocar fibrosis musculares?

Sí, las alteraciones en el ADN pueden provocar enfermedades, incluyendo algunas formas de fibrosis. Las enfermedades genéticas están provocadas por alteraciones en el ADN. Estas alteraciones pueden ser mutaciones en un solo gen o en varios genes. Estas mutaciones cambian las instrucciones para fabricar las proteínas, lo que puede hacer que las células falten o no funcionen correctamente, causando una enfermedad genética.

Un ejemplo de una enfermedad genética que afecta a los músculos es la distrofia muscular, que es causada por mutaciones en genes que codifican proteínas necesarias para la salud y función muscular.

Es importante destacar que aunque las alteraciones en el ADN pueden llevar a enfermedades, no todas las alteraciones del ADN resultan en enfermedades. Algunas alteraciones pueden ser benignas o incluso beneficiosas. Además, el impacto de una alteración del ADN puede depender de otros factores genéticos y ambientales. Por lo tanto, es importante consultar a un profesional de la salud o un consejero genético para obtener información precisa y personalizada sobre el riesgo de enfermedad genética.

Y, obviamente, si no hemos tenido un testimonio directo de alteraciones de ADN en las respuestas: tendremos que preguntar por...

¿Debido a cambios en la forma en que se expresa el ADN puede provocar fibrosis musculares?

Sí, los cambios en la forma en que se expresa el ADN, conocidos como cambios epigenéticos, pueden influir en la actividad de los genes y, por lo tanto, en la función celular en su conjunto[1]. Estos cambios no alteran la secuencia de ADN en sí, sino que modifican la estructura y condensación de la cromatina, afectando la expresión génica y el fenotipo.

El epigenoma, que es el sistema que regula la expresión de nuestros genes, puede determinar si un gen específico se activa o se silencia en un momento dado. Por ejemplo, en las células musculares, el epigenoma asegura que solo los genes musculares estén activados.

Las alteraciones en este sistema de regulación pueden llevar a la disfunción celular y contribuir a diversas enfermedades, incluyendo posiblemente la fibrosis muscular. Sin embargo, la relación exacta entre los cambios epigenéticos y la fibrosis muscular es un área de investigación activa. Te recomendaría consultar a un experto en genética o medicina para obtener información más detallada y actualizada.

Y así, con esta última pregunta y su respuesta volveríamos a empezar… con la primera pregunta que hemos hecho en este resumen. Un sinfín.

Ah, pero una última cuestión… relacionada con la BMAA que vimos en dos capítulos del libro. Hagámonos la pregunta y busquemos respuestas y a ver qué encontramos: **¿La neurotoxina llamada BMAA puede alterar el ADN?**

Sí, la neurotoxina BMAA (beta-N-metilamino-L-alanina) puede alterar el ADN. Se ha demostrado que causa daño oxidativo al ADN, lo que puede conducir a mutaciones y, en última instancia, a la muerte celular.

Evidencia científica (según recabado):

- **Estudios en animales:** Se ha demostrado que la BMAA induce daño oxidativo en el ADN de ratones y primates.
- **Estudios en humanos:** Se ha encontrado BMAA en el tejido cerebral de personas con enfermedades neurodegenerativas como la enfermedad de Alzheimer, la enfermedad de Parkinson y la esclerosis lateral amiotrófica (ELA).
- **Mecanismos:** La BMAA puede dañar el ADN de varias maneras, incluyendo:
  - **Intercalación en el ADN:** La BMAA puede intercalarse entre las bases del ADN, lo que puede distorsionar la estructura del ADN y dificultar la replicación y reparación del ADN.
  - **Formación de radicales libres:** La BMAA puede generar radicales libres que pueden dañar las bases del ADN.
  - **Inhibición de la reparación del ADN:** La BMAA puede inhibir las enzimas que reparan el ADN dañado.

Consecuencias:

El daño al ADN causado por la BMAA puede tener una serie de consecuencias, incluyendo:

- **Mutaciones:** Las mutaciones en el ADN pueden conducir a cambios en la expresión génica, lo que puede contribuir al desarrollo de enfermedades neurodegenerativas.
- **Muerte celular:** El daño extenso al ADN puede provocar la muerte celular.
- **Envejecimiento:** El daño oxidativo al ADN se considera un factor clave en el envejecimiento.

Investigación en curso:

Se está investigando la relación entre la BMAA y las enfermedades neurodegenerativas. Se necesitan más estudios para comprender completamente los mecanismos por los cuales la BMAA daña el ADN y para desarrollar estrategias para prevenir o mitigar este daño.

Pues según lo leído, recopilado de distintas fuentes científicas, y seudocientíficas, <u>habría que comprobarlo cuanto antes</u> porque apunta a la misma dirección de la hipótesis señalada en la anterior batería de preguntas... y recordemos que, también –según leímos en estudios presentados en el libro-, la BMAA puede causar fibrosis muscular (cómo no, si supuestamente daña el ADN hasta llegar a la muerte celular según lo visto) y entonces estaríamos dando la explicación del alto número de casos de ELA en la isla de Guam y, por ende, se estaría provocando un mayor enredo (o redundancia, bucle SIN FIN) que aumente el problema en los actuales, como futuros, enfermos de ELA si la neurotoxina BMAA es ingerida (o administrada) por la población en general (no sólo por los habitantes de la mencionada isla) a través de otras fuentes (o puerta de entrada) distintas que sólo comer murciélago o algas... o a saber... ojo a esto: a la alimentación (que por cierto ha ido cambiando bastante en las últimas décadas) y a los 'avances' de tratamientos médicos que quizás estén creando 'algunos' inconvenientes si se desconocen (o no se contemplan) este tipo de efectos adversos.

Aquí acaban las preguntas y sus respuestas... a las causas de la Esclerósis Lateral Amiotrófica (y quizá también válido para las Enfermedades Raras) en la presente síntesis, o sumario, a través de una sucesión lógica.

A mi modo de ver he expuesto las posibles causas de la ELA... y las muy probables casusas del empeoramiento de los enfermos de ELA, según acabamos de leer. ¿Se está provocando todo un ciclo (bucle) sin final? De ser tal cual: difícil que mejoren los enfermos de ELA y muy probable que empeoren irremediablemente, al menos que hayan más estudios en esta línea, con lo contemplado aquí y sobre todo lo expuesto en su totalidad en el libro, para que se halle una estabilización de todo lo que se le administra a los enfermos... desde tratamientos a nutrición (ya que la energía es muy importante para las células que queden vivas, cuando te faltan células –porque mueren prematuramente -, y para las células agonizantes también sería muy importante el reforzar la nutrición energética).

Concluyendo e insistiendo... si hay un desorden, o un cambio **en la forma en que se expresa el ADN** (como hemos leído recientemente en este resumen/anexo), se estaría provocando cualquier manifestación de acumulación (u otra alteración presentada como irregular) de **enzimas, hormonas, proteínas (etc., cuales sean) y trastornos en las células que impediría su funcionamiento esperado como normal... y estarían abocadas a originar atrofiamiento muscular, cuando menos, y a una función incorrecta o, directamente, muerte celular causando peores consecuencias en el organismo.** Es muy probable que debido a esto ya el instituto SALK apreció, hace varias décadas, la creación irregular, por **mutaciones en un gen (tras un desorden del ADN ocasionado, probablemente, por un sistema inmunológico con un funcionamiento anormal), que produce la proteína SOD1 en enfermos de ELA (incluso identificaron al gen pero no supieron el porqué de esa mutación)**... y, posteriormente, en los últimos años también estén apareciendo cantidad de estudios donde encuentran estas manifestaciones (de enzimas, proteínas, etc.) pero todavía sin saber el porqué: no es la punta del iceberg, los científicos han llegado y ESTÁN en el anillo central de los tres que conforman el problema.

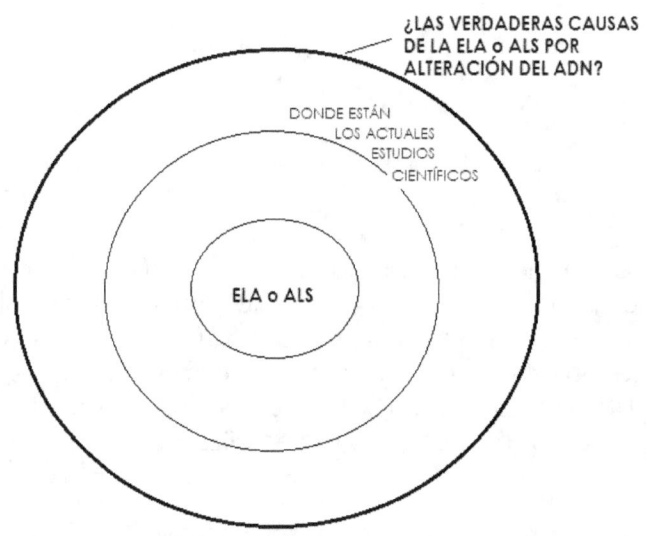

¿LAS VERDADERAS CAUSAS DE LA ELA o ALS POR ALTERACIÓN DEL ADN?

DONDE ESTÁN LOS ACTUALES ESTUDIOS CIENTÍFICOS

ELA o ALS

Evidentemente: el círculo central, donde llegan los científicos, es consecuencia del anillo principal (el más grande: verdaderas causas).

Sí, el título del libro: "LAS POSIBLES CAUSAS DEL 'INEVITABLE' RUMBO DE LA E.L.A. EN EL DEPORTE"... tiene cierta ironía o doble sentido: especialmente por lo de 'INEVITABLE'.

Esperemos que sirva de algo... todo lo expuesto en el libro, y lo aquí leído a modo de resumen (o muy resumidamente) también.

TOM LIPS

Este resumen fue realizado para su traducción al inglés e incluirlo al final del libro como Anexo tanto en español como en inglés... pero esto último, a esta fecha, aún no ha sido posible; no obstante, este anexo ya está en manos expertas en EE.UU. para que sea traducido y llegue a una destacada doctora norteamericana especializada en Enfermedades Raras.

Este Anexo ha sido añadido en este libro casi dos meses después (febrero de 2024) de su publicación inicial a finales de diciembre de 2023.

www.ingramcontent.com/pod-product-compliance
Lightning Source LLC
Chambersburg PA
CBHW082131290526
45794CB00008B/2998